高齢者の味覚障害に歯科医院を役立てよう！

食事がおいしくない、やせてきた…
そんなとき

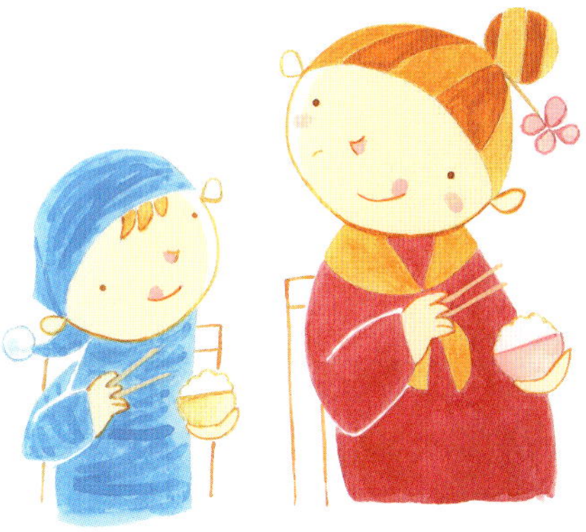

著　佐藤 しづ子　　監修　笹野 高嗣

絵　久保田 修康

学建書院

もくじ

絵本編

ページ

お役立ち情報
—高齢者の味覚障害のことをもう少しくわしく—

絵本編

食事がおいしくない、やせてきた…
そんなとき

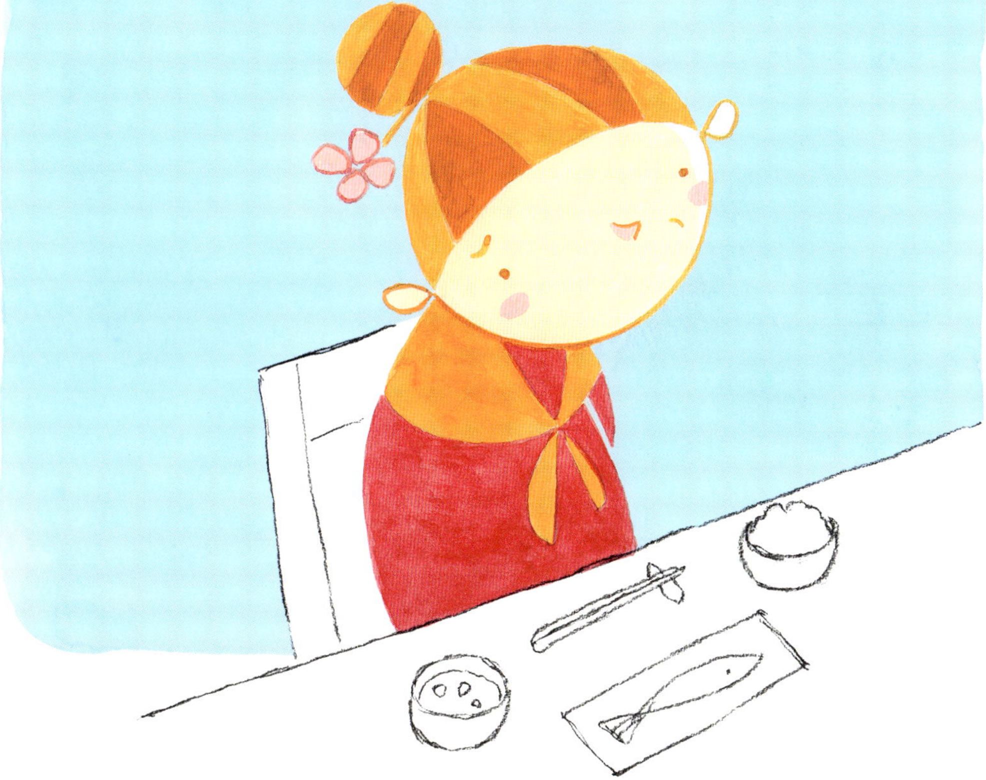

ある日のこと
おばあちゃんの食欲がなくなり、
すっかり食べなくなりました。

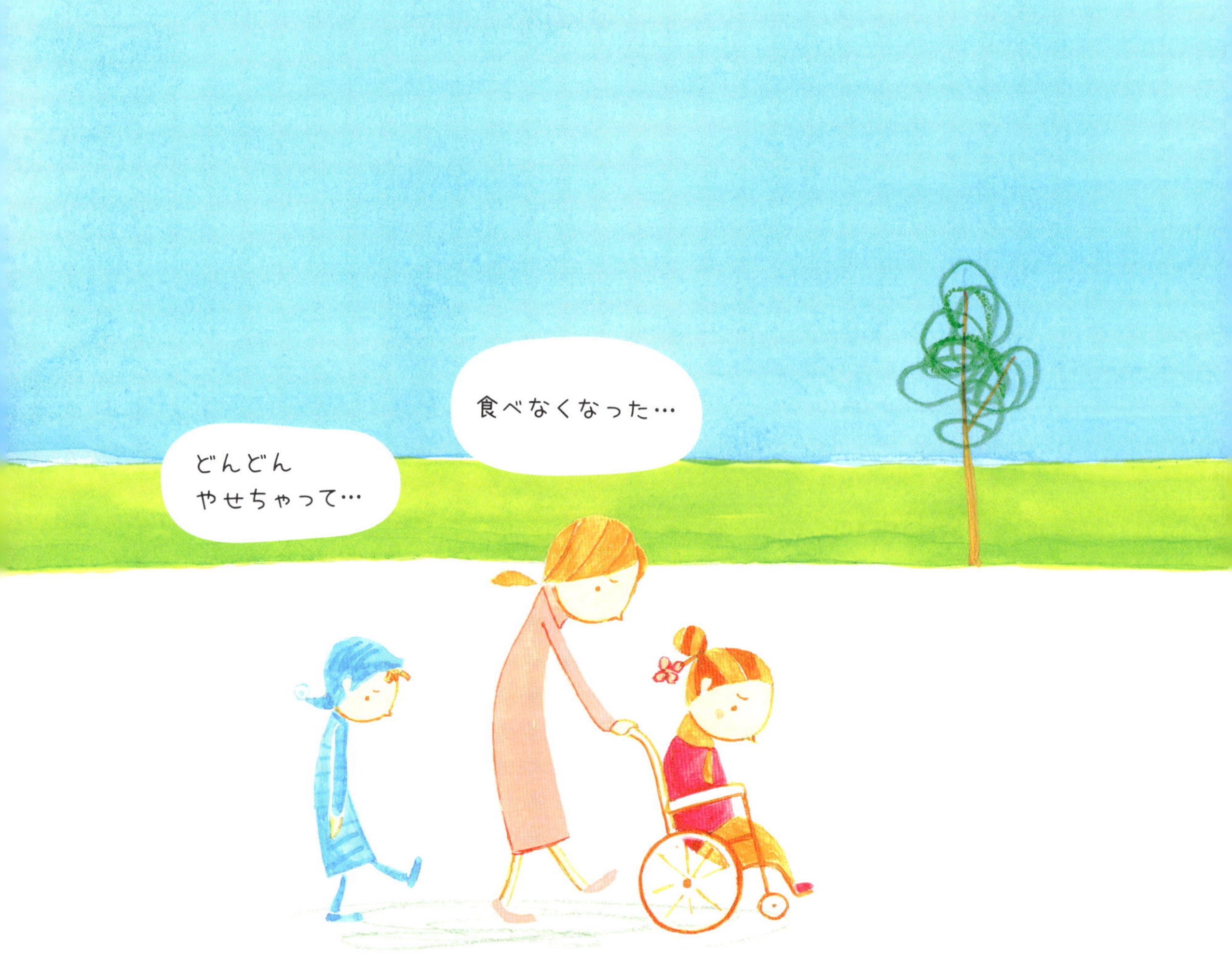

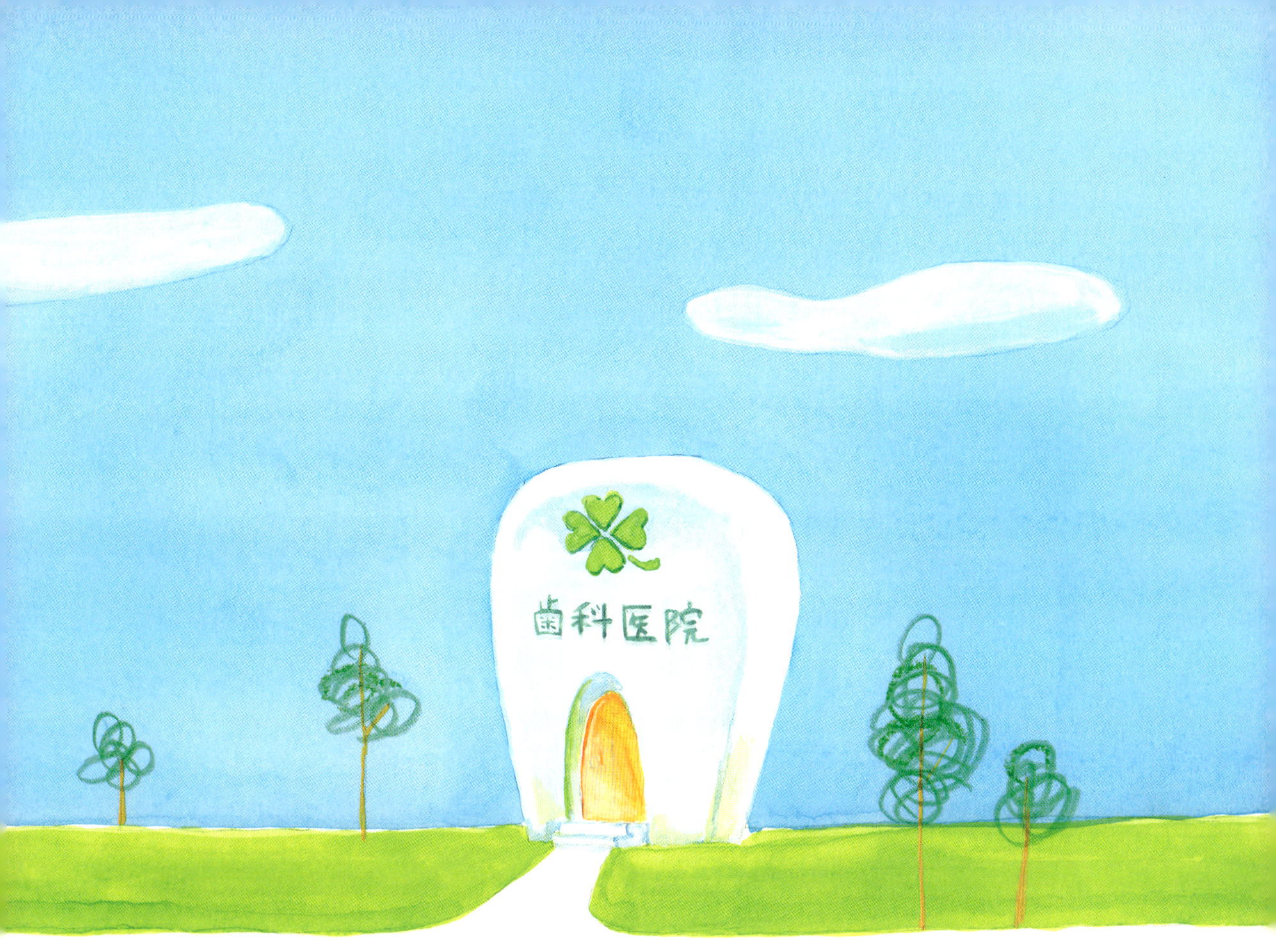

娘は、やせていくおばあちゃんを心配して、
かかりつけの歯医者さんに連れて行きました。

娘は、おばあちゃんの症状を
歯医者さんに聞いてもらいました。

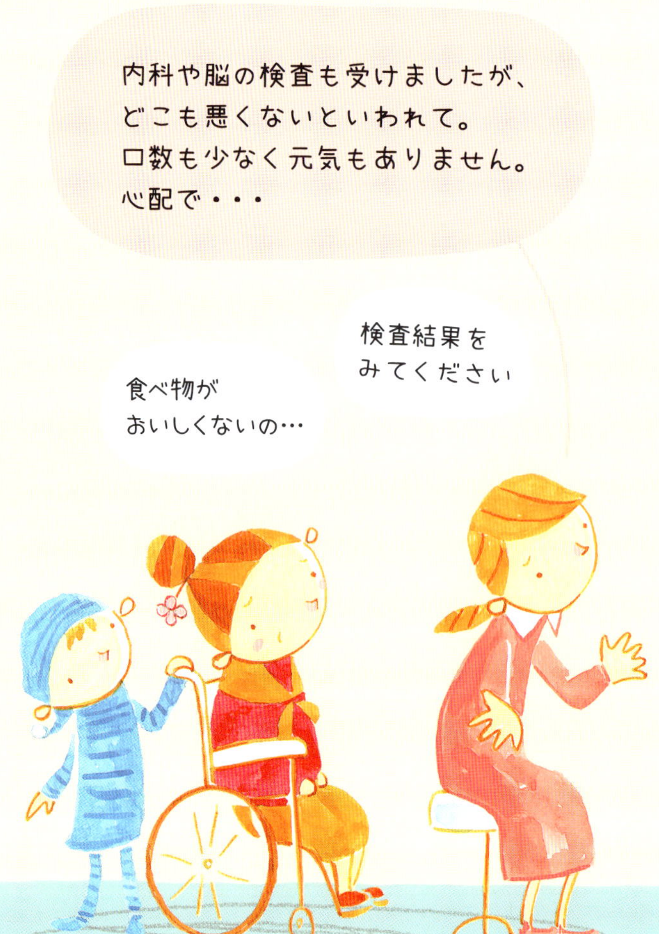

おばあちゃんは、味覚障害かもしれませんね。
味がしないために食べ物がおいしくなくなり、
食べられなくなったのかもしれません。
お年寄りによくありますよ。

検査結果に異常はないな
味覚障害の原因は、
お口の病気かもしれない

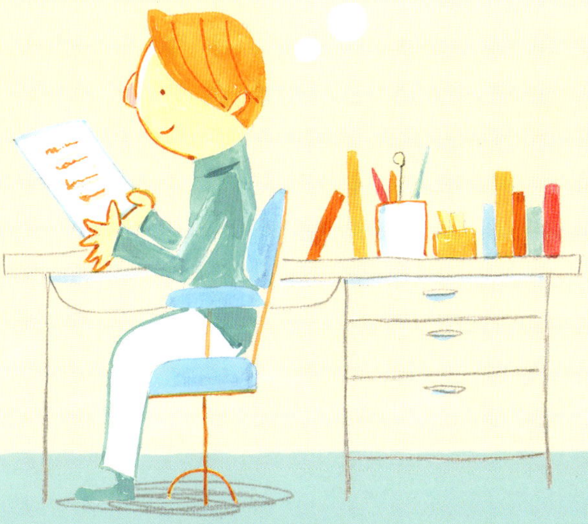

味覚障害とは

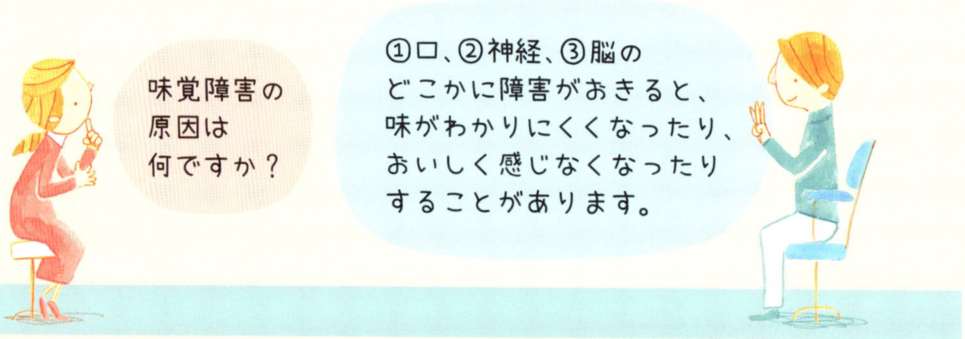
味覚障害の原因は何ですか？
①口、②神経、③脳のどこかに障害がおきると、味がわかりにくくなったり、おいしく感じなくなったりすることがあります。

味覚の伝導

味覚は口で受け取り、脳で感じる感覚です。

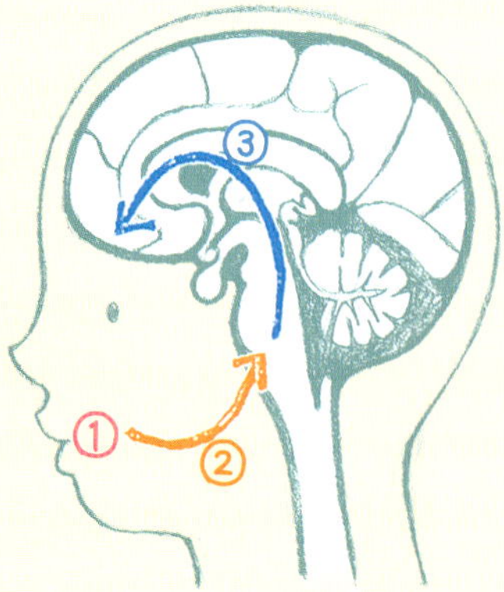
③
①
②

① 口で受け取る

味覚受容器が口の中にあります。

② 神経を伝わる

味覚神経によって味の情報が脳へ伝わります。

③ 脳で感じる

情報（味、におい、見た目など）が脳に集まり「味」として認識されます。

味覚障害は高齢者に多くみられる症状です。

味覚障害は、高齢者の3人に1人に認められます。

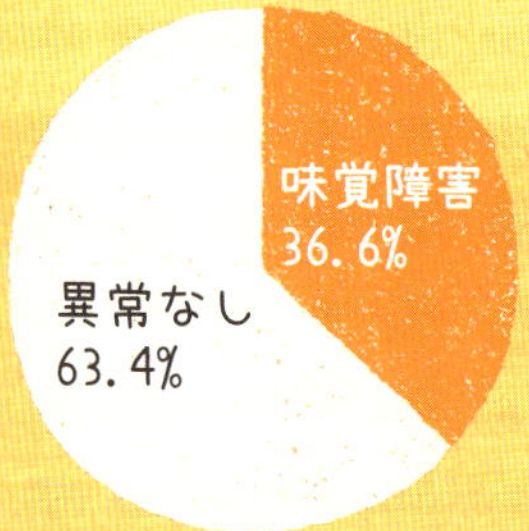
味覚障害
36.6%
異常なし
63.4%

高齢者に味覚障害が多い理由

- 全身の病気が多い
- お口の病気が多い
- 薬を飲んでいる人が多い
- 唾液が減る
- 低栄養になりやすい

患者さんはこんな症状を訴えます

このような症状が味覚障害と関係することがあります。

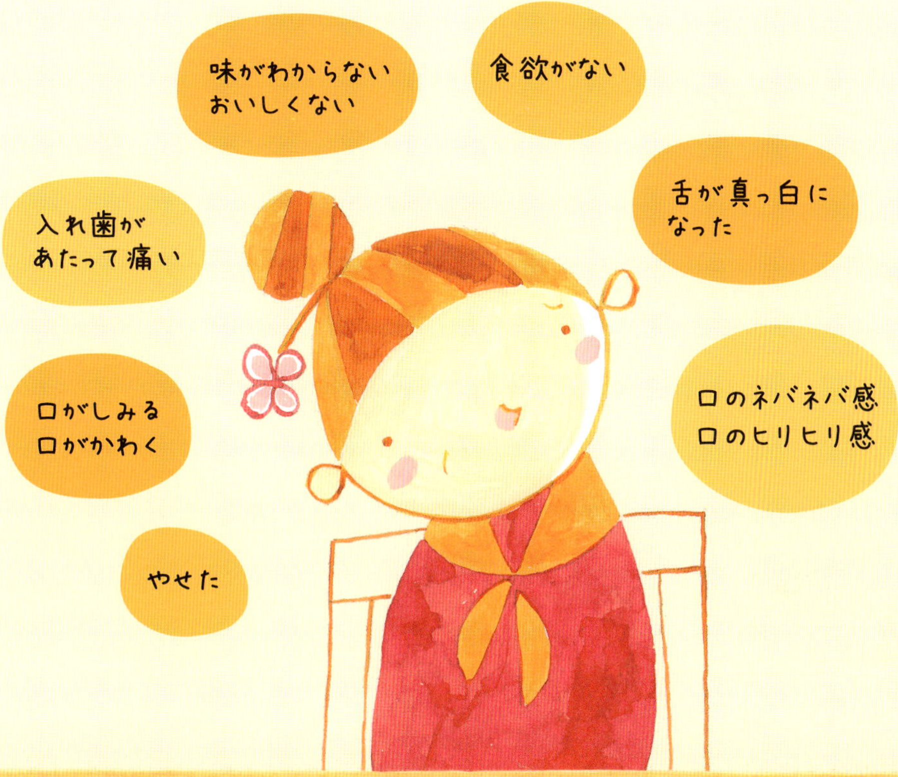

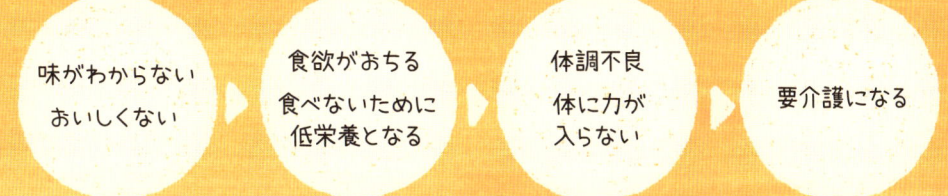

味がわからない
おいしくない
食欲がない
入れ歯が
あたって痛い
舌が真っ白に
なった
口がしみる
口がかわく
口のネバネバ感
口のヒリヒリ感
やせた

高齢者の味覚障害は治療が必要です。

味覚障害は、高齢者の重大問題に発展する要注意サインです。

味がわからない
おいしくない
→
食欲がおちる
食べないために
低栄養となる
→
体調不良
体に力が
入らない
→
要介護になる

味覚障害の原因はさまざま！

全身の病気

感冒（かぜ）／糖尿病／耳鼻科疾患
腎疾患／肝疾患／消化器疾患
貧血／脳疾患／放射線治療など

口の病気

口腔乾燥症／舌炎／口腔粘膜疾患
口腔カンジダ症／入れ歯の不具合
むし歯／歯周病など

心因性

ストレス
不安症など

薬の副作用

栄養障害

亜鉛欠乏／鉄欠乏
低栄養など

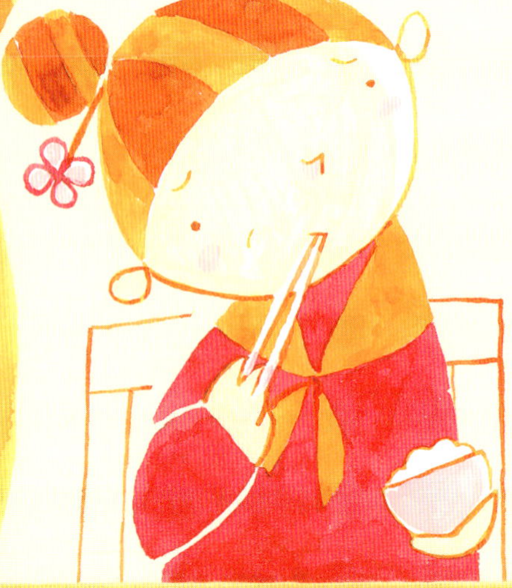
おいしくない
味がわからない
砂を食べている
ようだよ

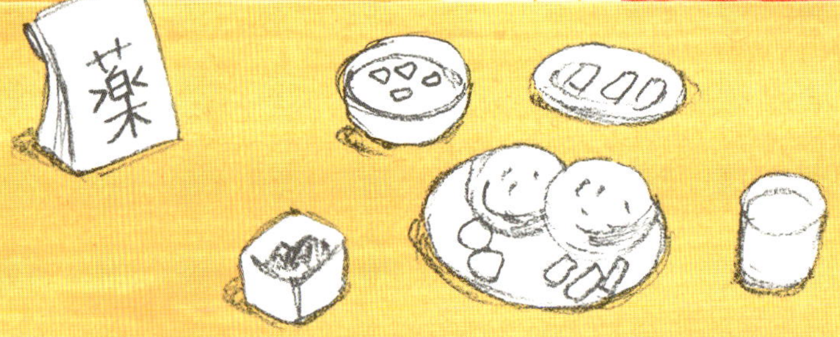

おばあちゃんの味覚障害の原因は、お口の病気かも？

味覚障害の原因はさまざまですが、おばあちゃんは内科や脳の検査を受けて異常がなかったことから、原因は、「お口の病気」の可能性が考えられます。次のページからお口の病気と味覚障害についてお話しします。

味覚センサー（味蕾）はお口の中にあります。

お口の病気は、味覚センサーにダメージを与えるため味覚障害を引き起こすことがあります。

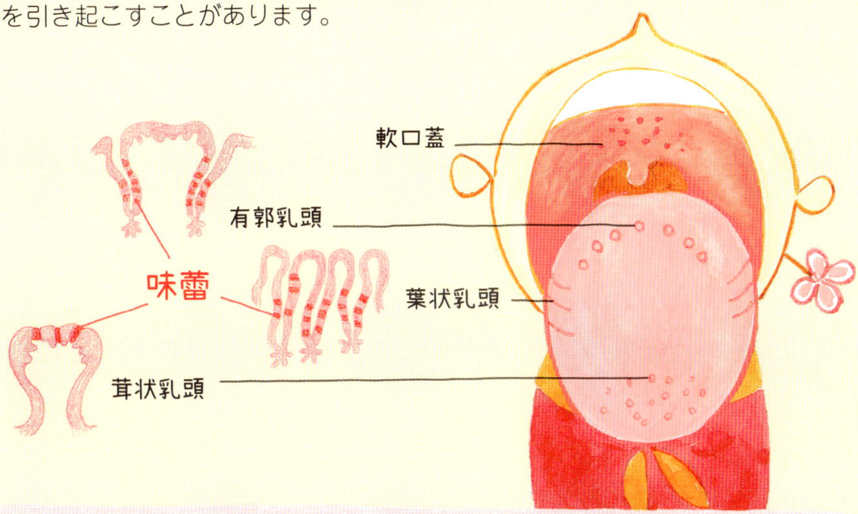

軟口蓋
有郭乳頭
味蕾
葉状乳頭
茸状乳頭

お口の病気で味覚障害が起きるメカニズム

味蕾の状態	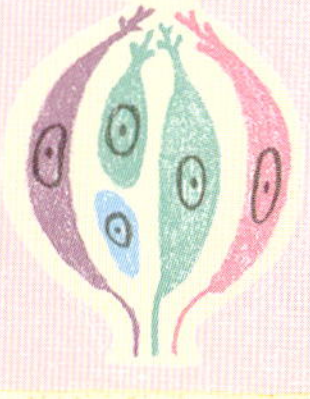 味蕾に味物質が届かない	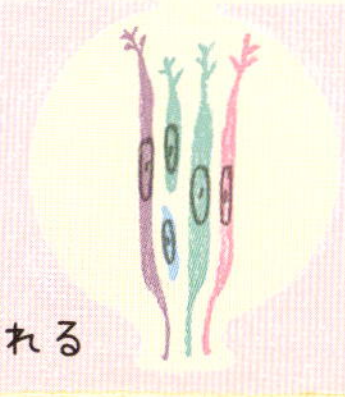 味蕾が傷つき壊れる	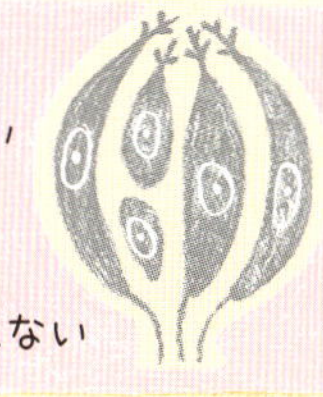 再生しない 味蕾がつくられない
原因	●唾液量の低下（口腔乾燥症）	●口内炎 ●口腔粘膜疾患 ●口腔カンジダ症 ●舌炎など	●摂食障害（栄養障害） ●亜鉛欠乏 ●鉄欠乏など

お口の乾燥（口腔乾燥）と味覚障害

おばあちゃんは、
お口の中に味覚障害の原因となる
病気があるかどうか調べてもらいました。

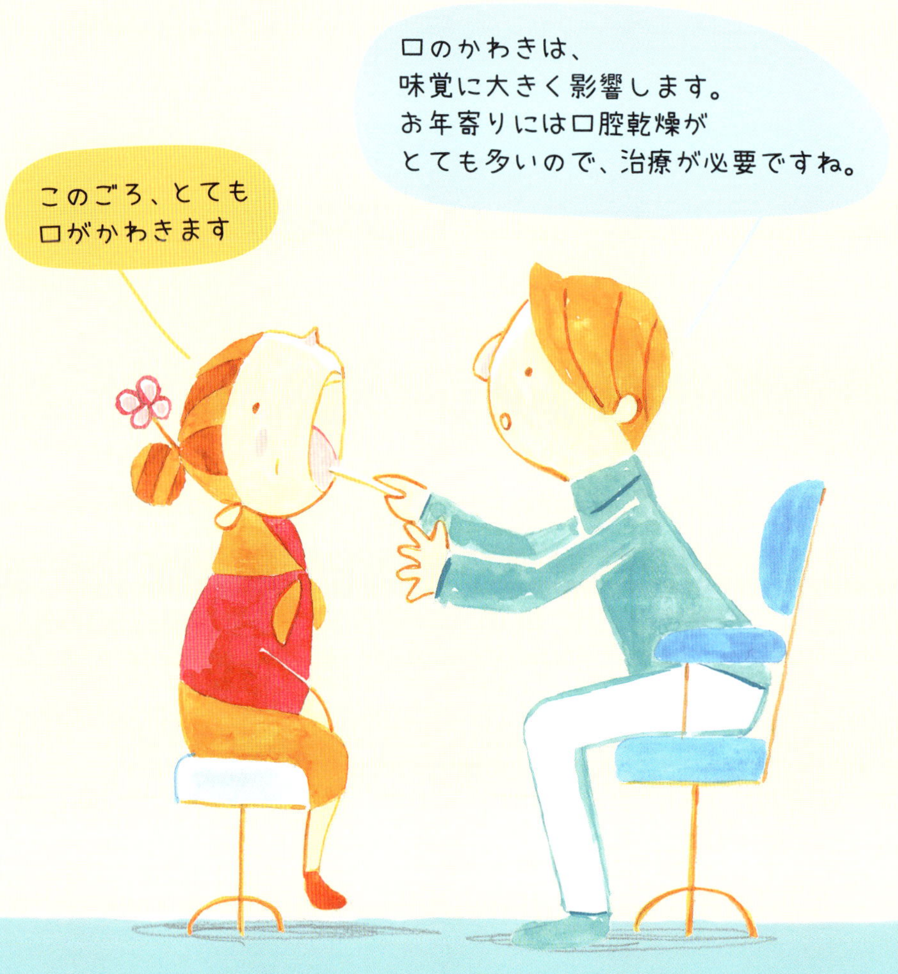
口のかわきは、
味覚に大きく影響します。
お年寄りには口腔乾燥が
とても多いので、治療が必要ですね。
このごろ、とても
口がかわきます

お口の乾燥（唾液の減少）は、味覚障害の原因になります。

① 食べ物の味は唾液に溶けて味覚センサー（味蕾）に運ばれます。

唾液が少ないと、食べ物の味成分が味覚センサーに届かなくなり、味がわからなくなります。

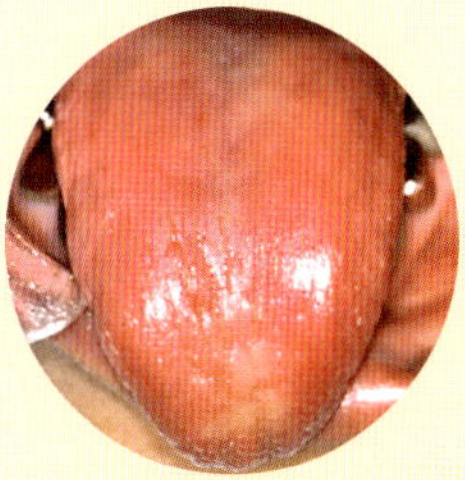

舌がかわいて、凸凹がなく平らになり、味覚センサーが弱った状態になっています。

② 唾液が少なくなると、口があれて味覚センサーが弱ってしまいます。

唾液には傷を治す成分や抗菌物質などが含まれていて味覚センサーを守っています。

唾液中の役にたつ成分

- リゾチーム（抗菌）
- ラクトフェリン（創傷治癒など）
- ペルオキシターゼ（抗菌）
- シスタチン（歯周病菌発育抑制）
- ヒスタチン（カンジダ増殖抑制）
- アミラーゼ（消化酵素）
- ムチン（保湿成分）など

高齢者の味覚障害者では、唾液量が低下している人が多くみられます。

右の図は70歳以上の高齢者71人を調べたデータです。
味覚正常者の唾液分泌量は基準値（10分間で10mL）を上回っていたのに対し、味覚障害者では全員が基準値を下回っていました。

味覚障害と唾液分泌量の関係

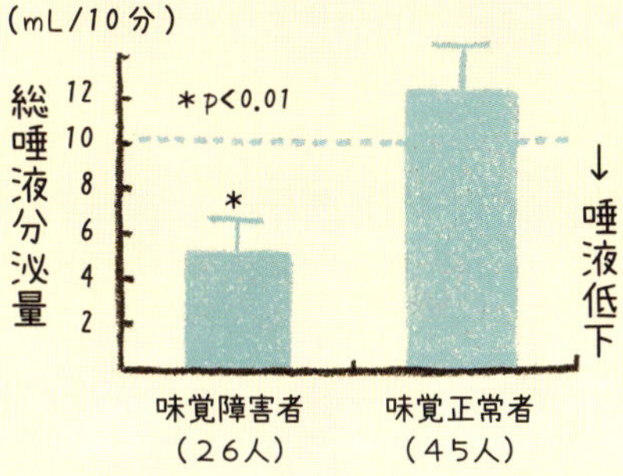

口腔カンジダ症と味覚障害

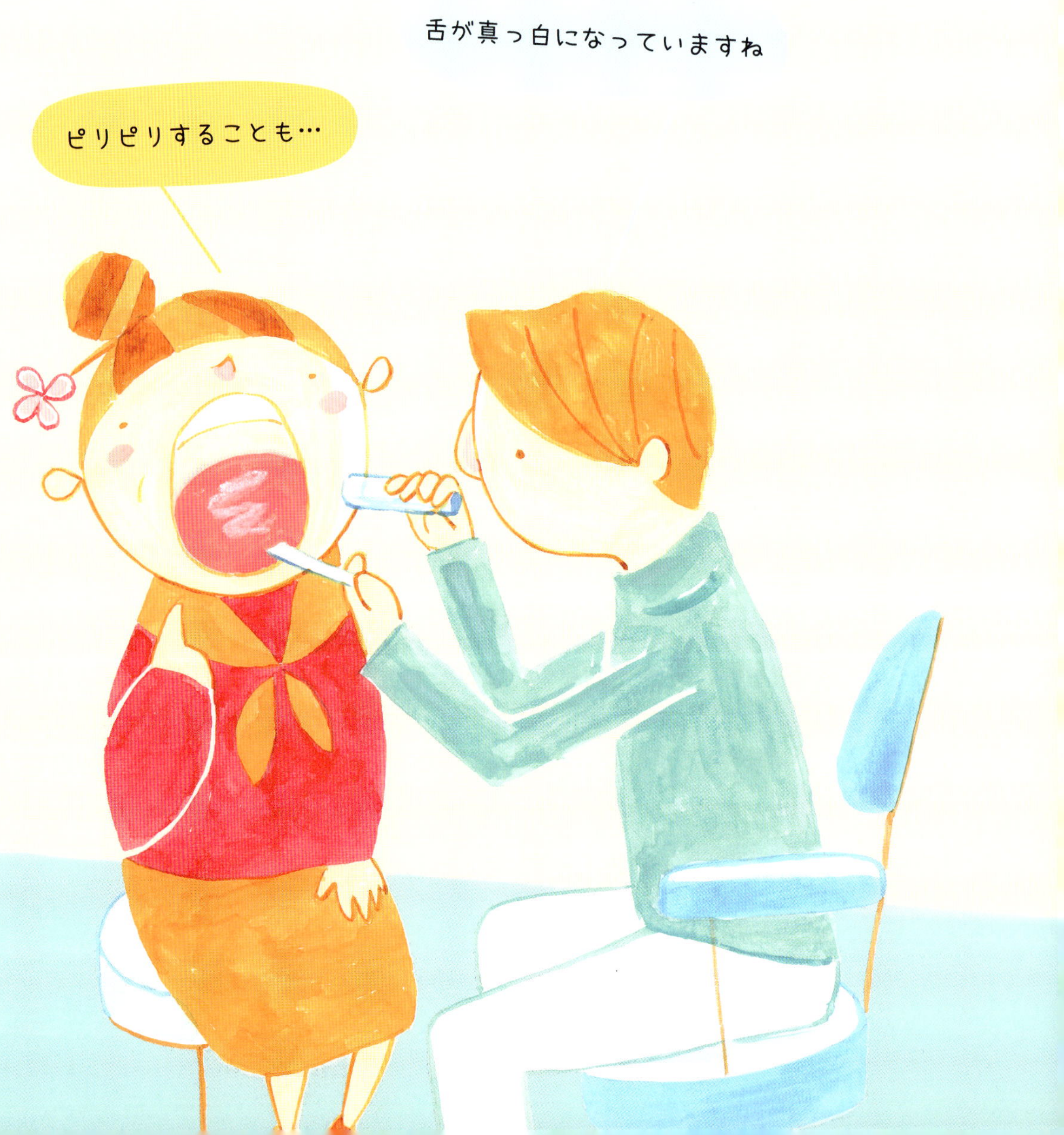

口腔カンジダ症は、味覚障害の原因になります。

舌の検査で、カンジダ菌が陽性の人の９割が味覚障害という報告もあります。

① 高齢者の口の中は、カンジダ菌が増えやすい。

全身状態の低下、薬剤の副作用、唾液量の減少などで、カンジダ菌が増えることがあります。唾液にはカンジダ菌の成長抑制成分が含まれていますので、唾液量が少なくなると、カンジダ菌が増えやすくなります。

カンジダ菌

もともとヒトの体表皮膚や消化管、口の中などに普通に生息する常在菌で、酵母のような形状をしています。
通常は、人体に何の影響も与えませんが、体調が悪いときなどに病変の原因となることがあります。

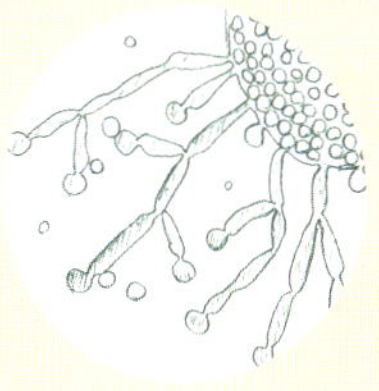

カンジダ菌

② 入れ歯を使用していると、カンジダ菌が増えやすい。

入れ歯の内面には、カンジダ菌が繁殖しやすいです。

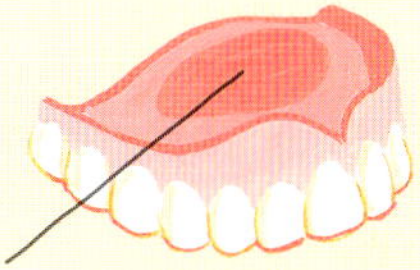

カンジダ菌が増えやすい

③ 高齢者の誤嚥性肺炎にも関係します。

カンジダ菌は誤嚥性肺炎の原因にもなります。口腔ケアによってカンジダ菌を減らすことが、味覚障害だけでなく高齢者の誤嚥性肺炎の予防になります。

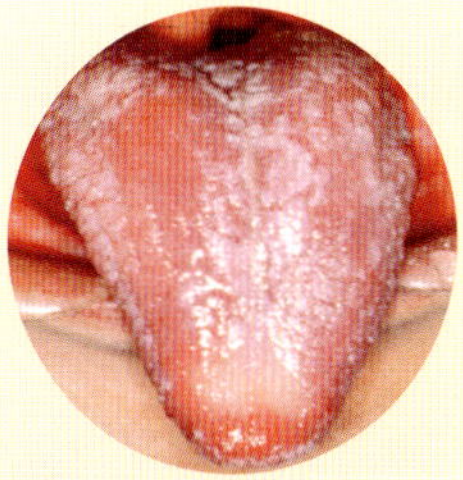

カンジダ菌の繁殖によって、舌の表面が白くなっています。

口内炎と味覚障害

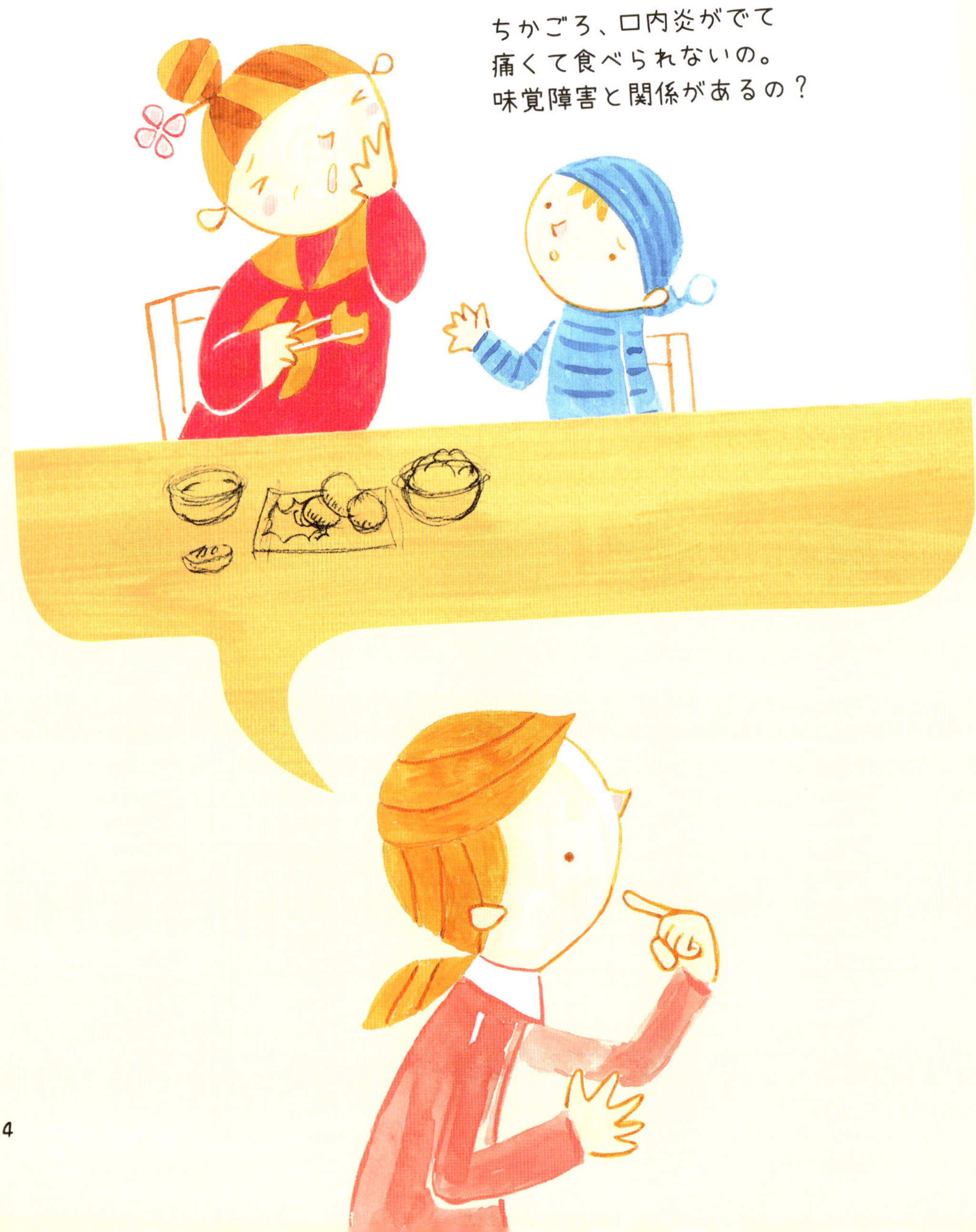

口内炎は、味覚障害の原因になります。

① 口内炎が舌や軟口蓋にできると、
味覚センサー（味蕾）が障害されて味がわからなくなります。

② 高齢者には口内炎がよくでます。

（口内炎の原因）

- 歯や入れ歯がすり減って、鋭くとがる
- 誤って舌や頬粘膜を噛む：筋肉のバランスの衰え
- からだの抵抗力の低下
- 唾液中の抗菌物質の低下
- 薬の副作用：高齢者は飲み薬が多い
- 口の中の常在菌（雑菌）の増加：高齢者は歯磨きがうまくできない

治りにくい口内炎は、口腔癌の心配もありますので、
歯医者さんで診てもらいましょう。

③ 口内炎が痛み、食べられないときは要注意。
栄養不足のために味覚センサーが新生されなくなります。

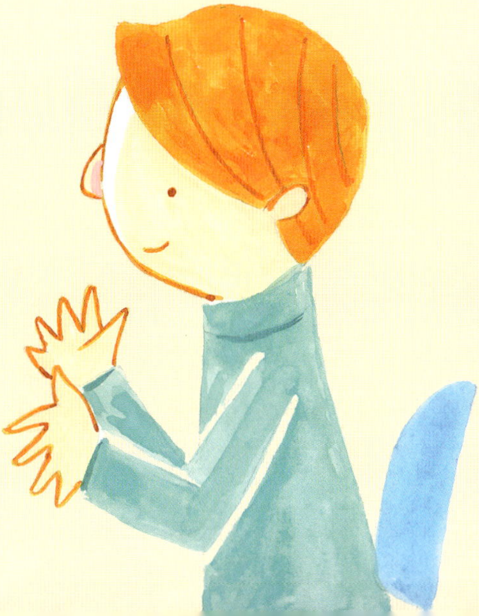

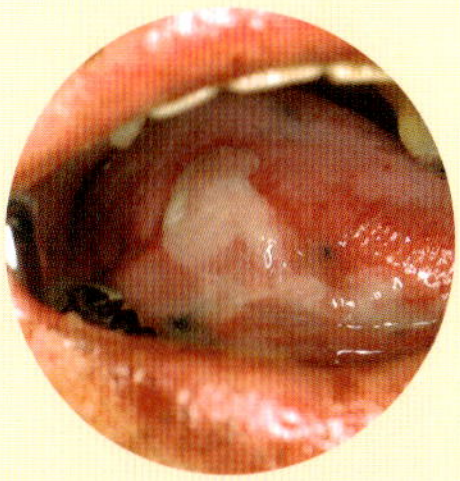

口内炎

全身疾患に関連する舌炎と味覚障害

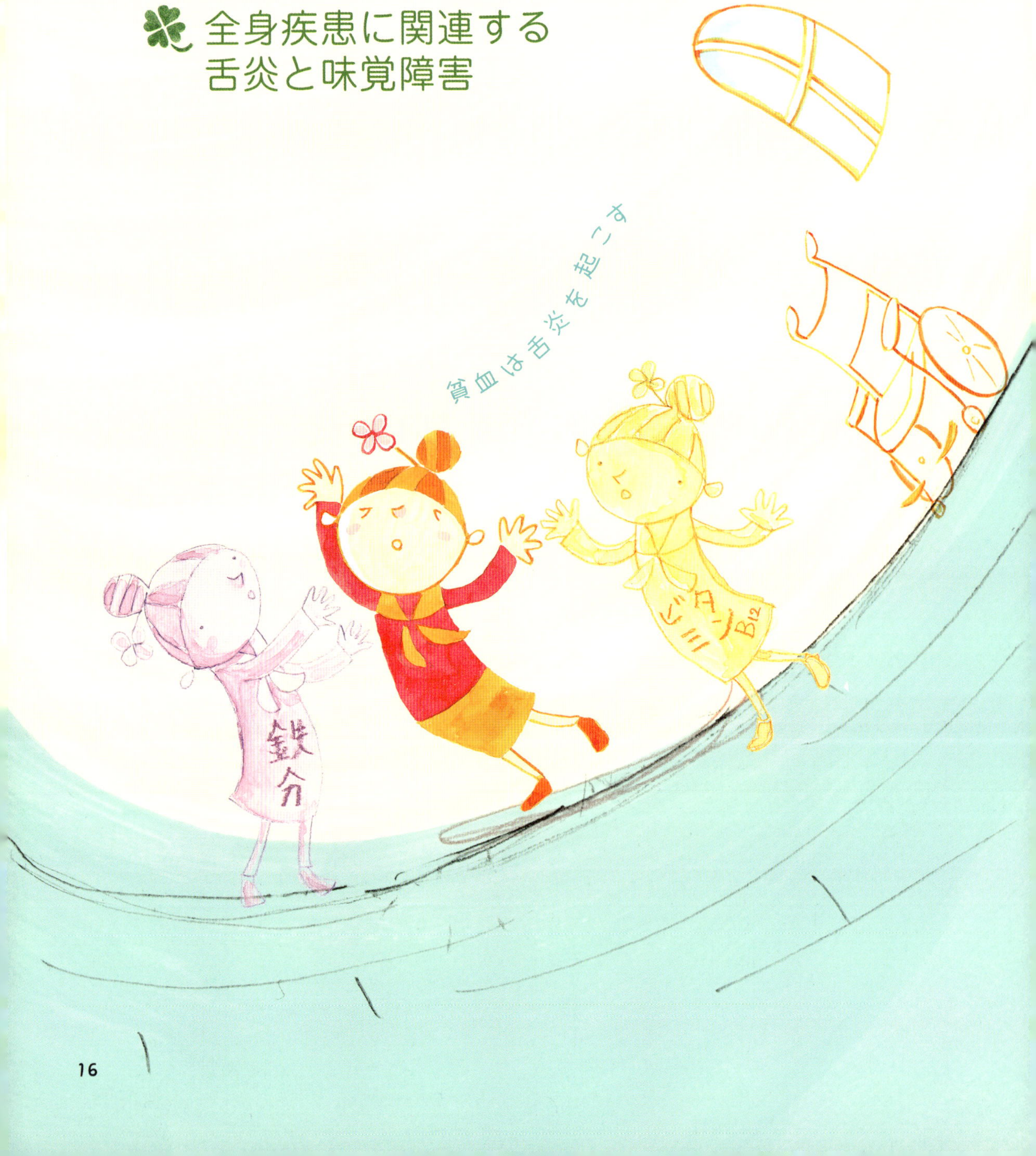

全身疾患のなかには、舌炎を生じるものがあります。

舌炎になると、味覚センサーが傷つき、味がわかりにくくなります。

① 鉄欠乏性貧血による舌炎

〈症状〉 舌が扁平になり、ときに貧血色がみられ、食べ物がしみます。

〈原因〉 赤血球の主原料である鉄が不足することにより生じます。
高齢者では、胃腸疾患や食欲不振などによる鉄分吸収障害、出血性疾患による鉄分不足などで生じます。

② 悪性貧血による舌炎

〈症状〉 ハンター舌炎と呼ばれる扁平な赤い舌がみられ、しみたり、灼熱感や乾燥感が生じます。

〈原因〉 ビタミンB_{12}の欠乏によって生じます。
胃の手術後に、類似症状がみられることがあります。

そのほかにも慢性胃炎など、舌炎を生じる病気がたくさんあります。

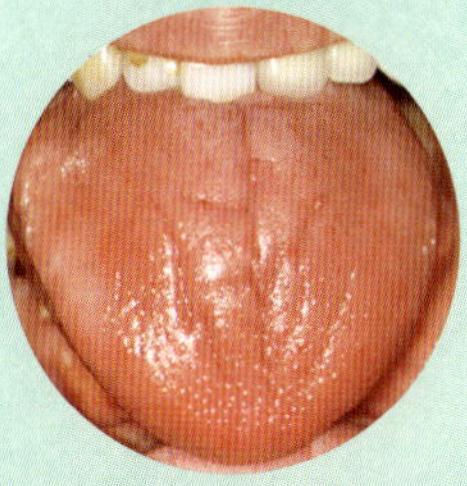

鉄欠乏性貧血による舌炎

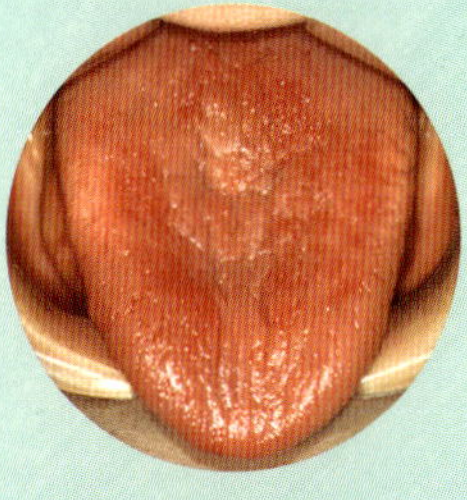

悪性貧血による舌炎
（ハンター舌炎）

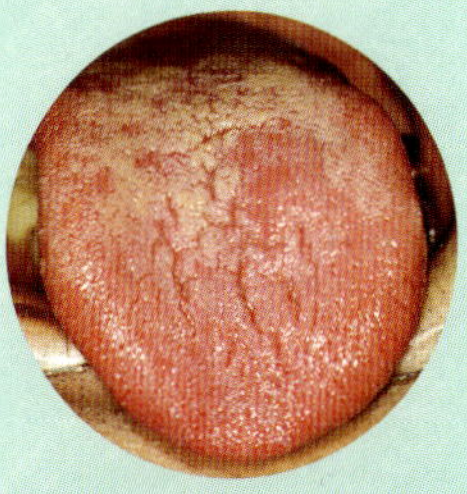

慢性胃炎による舌炎

入れ歯と味覚障害

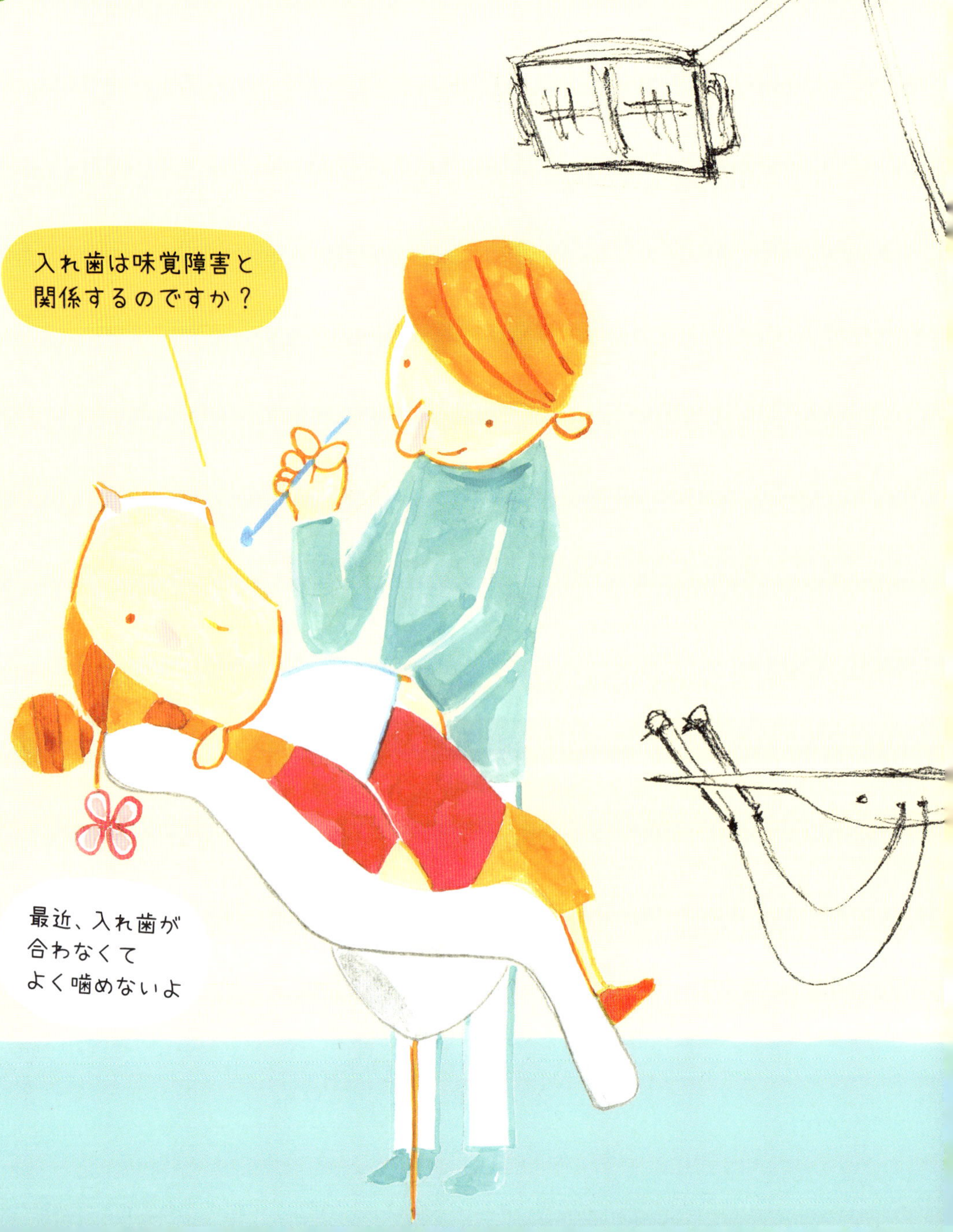

入れ歯の不具合は、味覚障害の原因になります。

① 入れ歯が合わないと、口が傷ついて味がわかりにくくなることがあります。

合わない入れ歯は、口の粘膜だけでなく、味覚センサーがある舌の部分も傷つけることがあります。
また入れ歯の不具合のために食べられなくなり栄養不良を招き、味覚センサーの数が減って味がわかりにくくなることもあります。

② 入れ歯を汚れたままにしておくと、口腔カンジダ菌や口腔常在菌（雑菌）が増えて、味がわかりにくくなります。

③ 入れ歯が合わず、うまく噛めないと、味を感じにくくなることがあります。

味覚は脳が感じています。入れ歯が合わないと食べ物の歯ざわり（触覚）や熱い・冷たい（温度感覚）などの口腔感覚が鈍くなり、脳が本来の食べ物の味を感じにくくなります。

味覚伝導路

食べ物の味は、口腔感覚、内臓感覚、気分・感情・記憶、嗅覚（におい）、視覚（見た目）など、さまざまな感覚の集大成！

- 気分・感情・記憶
- 嗅覚・視覚
- 内臓感覚
- 口腔感覚

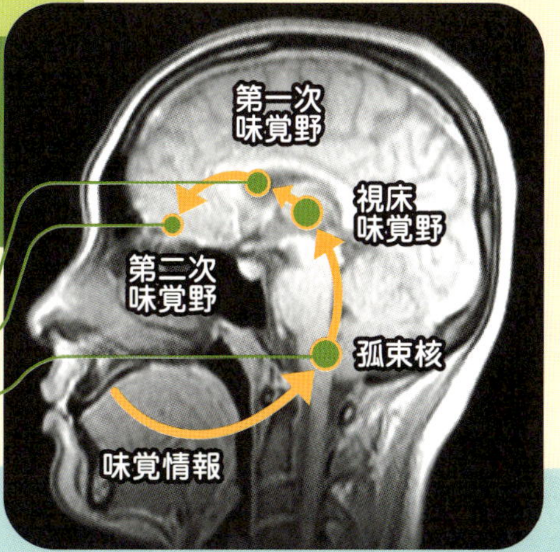

むし歯・歯周病（歯槽膿漏）と味覚障害

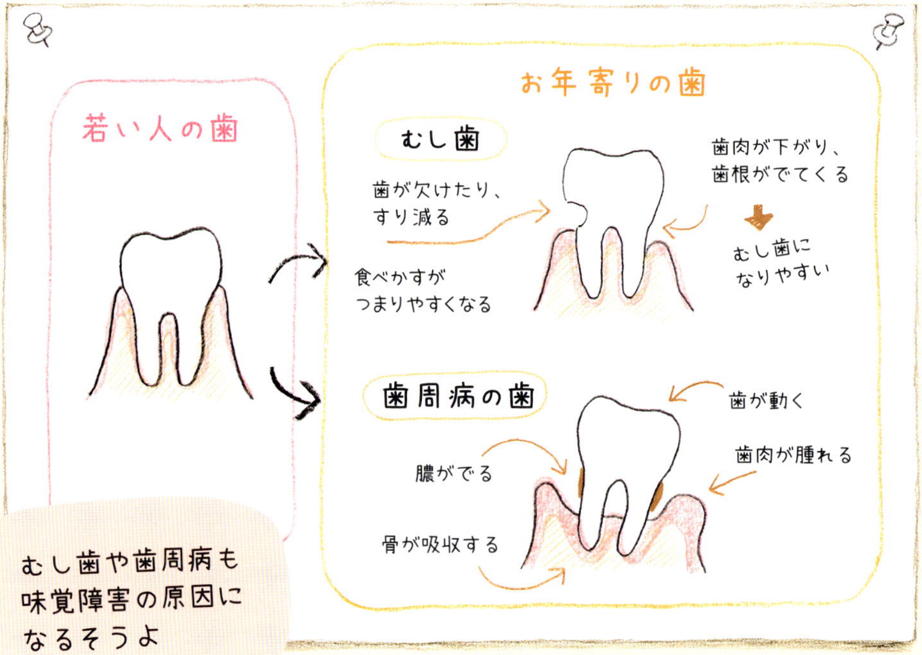

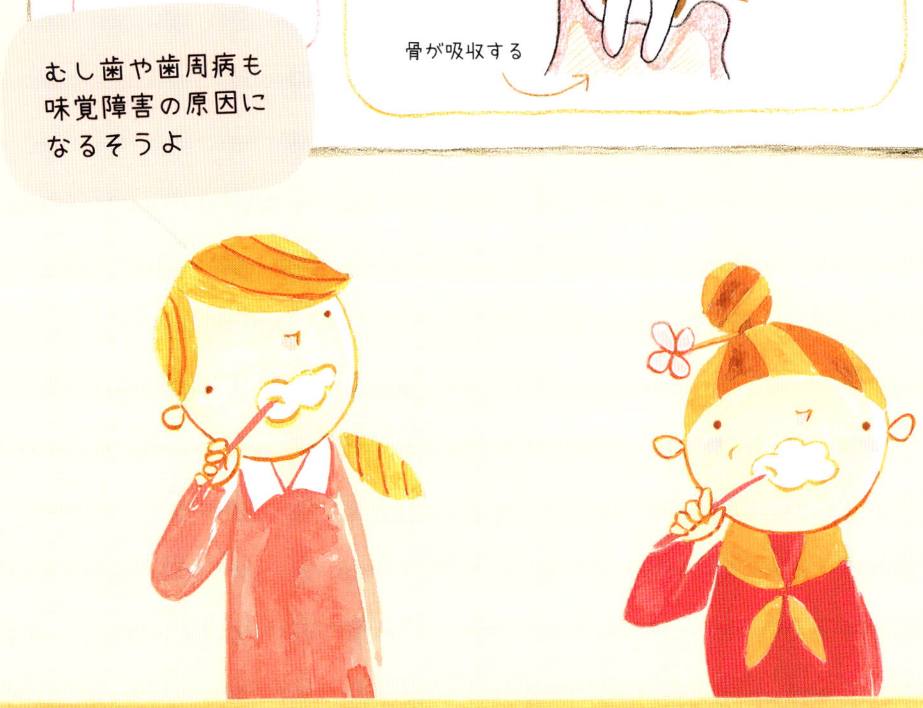

むし歯と味覚障害

高齢者のむし歯は歯肉が下がって露出した根の部分にできやすく、
根もとから歯が折れることもあります。
欠けた歯は舌を傷つけたり、うまく噛めなくなって味がわかりにくくなります。

歯周病と味覚障害

歯周病で歯肉が腫れて膿がでると、口のなかに食べ物がないときでもいやな味がすることがあります。
また、歯がグラグラしてうまく噛めないために味が感じにくくなります。
加齢による歯槽骨の吸収や、全身抵抗力の低下などのため、高齢者では歯周病が進行しやすくなります。

口腔ケアと味覚障害

高齢者では、むし歯や歯周病のために、歯と歯の間に大きな隙間ができて食べ物がつまりやすくなります。また、入れ歯はとても汚れやすいものです。そのため歯垢や口腔常在菌が増え、変な味がする、味を感じにくいなどの味の不具合を生じます。口腔ケアでお口の中を常にきれいにしましょう。

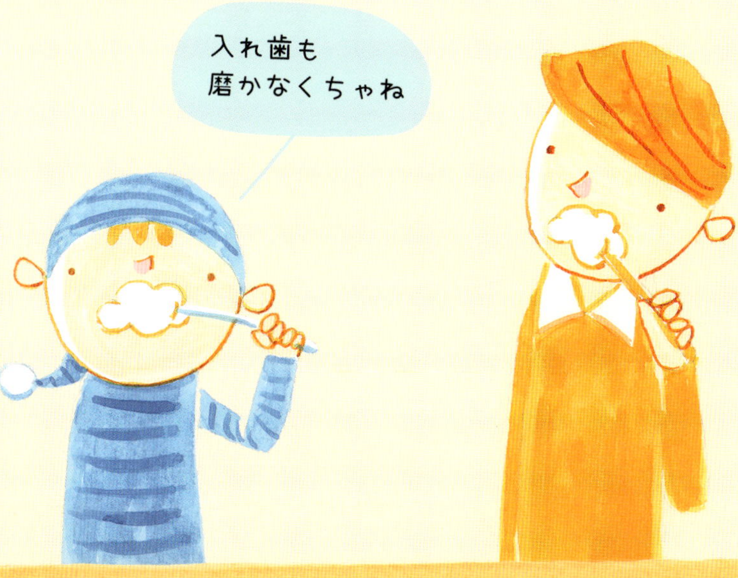

高齢者の低栄養と味覚障害

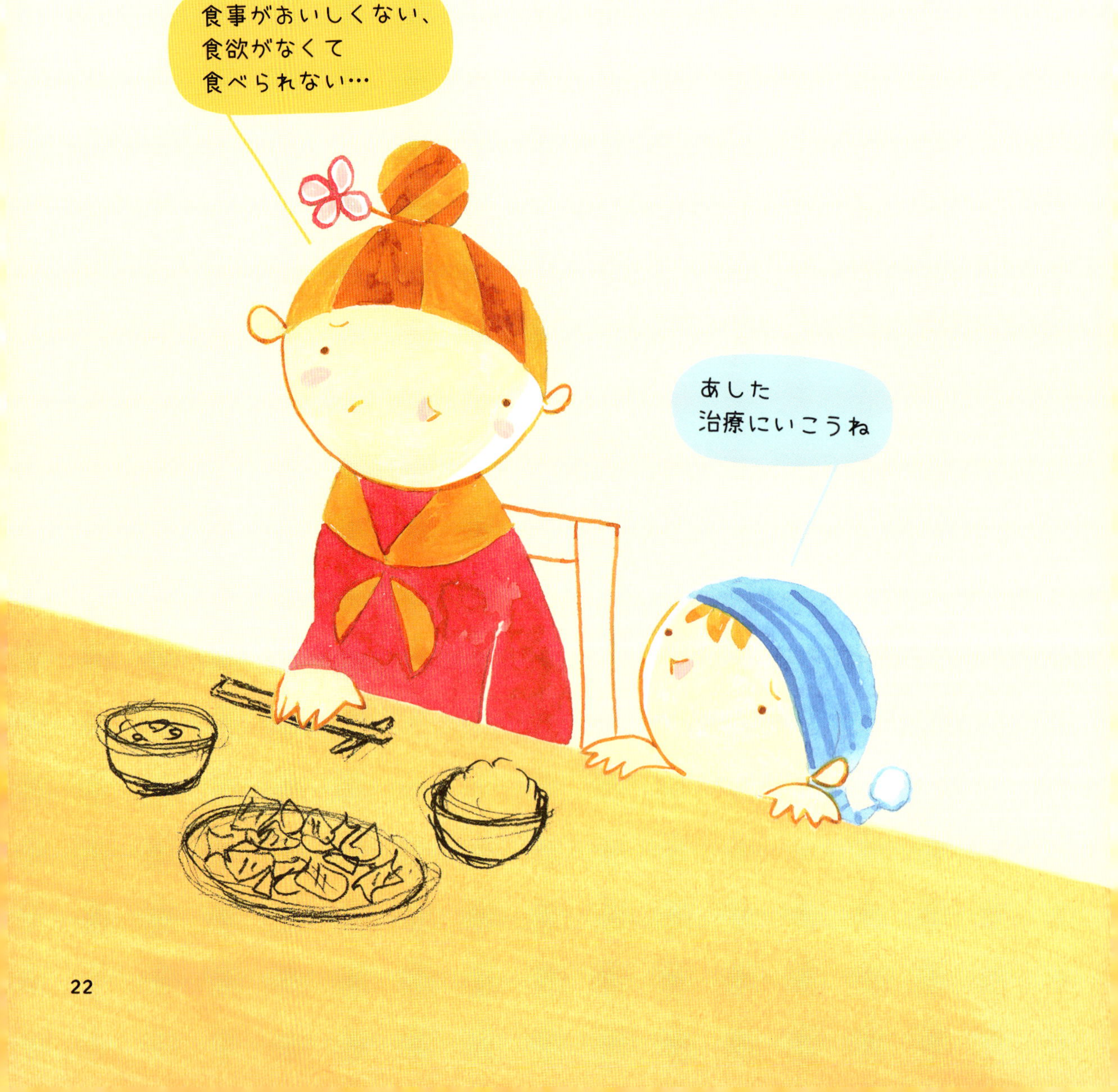

低栄養▶味覚障害▶低栄養▶味覚障害▶…

長引く味覚障害が高齢者の低栄養の原因になることがあります。
味覚障害の治療は、高齢者にとっては低栄養（栄養障害）の治療でもあるのです。
また低栄養そのものが味覚障害の原因になり、両者は双方向の関係にあります。

① 味覚センサー（味蕾：味細胞の集まり）は、常に新しくつくられ置き換わっています。

味細胞がつくられるためには、さまざまな栄養が必要です。低栄養になると、味細胞がうまくつくられず細胞数が減ってしまうために、味がわかりにくくなります。

味細胞は、全身の細胞のなかでも置き換わりが早いので、低栄養の初期症状として味覚障害があらわれることがあります。この段階で、早期診断することが重要です。

味覚障害がなくても、お口の病気で痛くて噛めないために、低栄養になることがあります。歯医者さんで治療を受け、歯科治療中の食事についても相談しましょう。

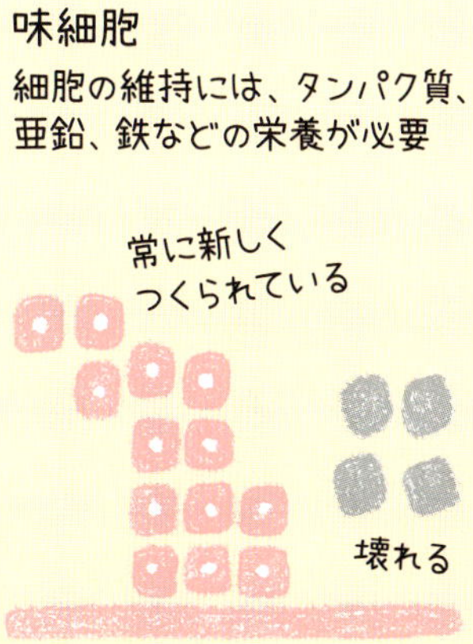
味細胞
細胞の維持には、タンパク質、亜鉛、鉄などの栄養が必要
常に新しくつくられている
壊れる

② 高齢者の味覚障害は、要介護になる危険性があります。

食欲不振から低栄養を招き、自立度（健康に過ごす能力）を低下させ、要介護になることがあります。

高齢者の低栄養と健康（自立）の関係

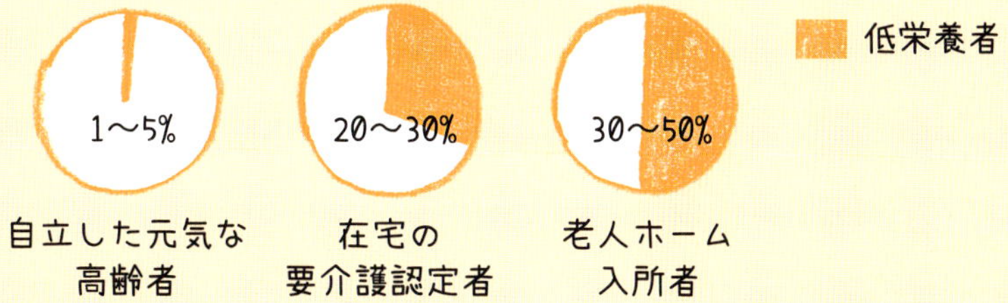
1～5%
20～30%
30～50%
低栄養者
自立した元気な高齢者
在宅の要介護認定者
老人ホーム入所者

そして、
味覚障害を治すためのお口の
治療がはじまりました。

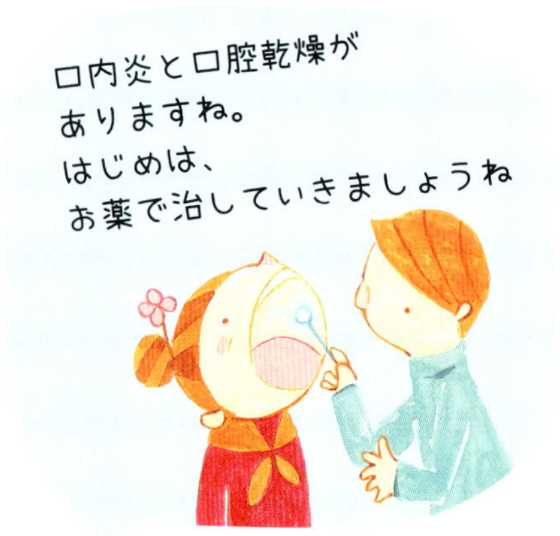
口内炎と口腔乾燥が
ありますね。
はじめは、
お薬で治していきましょうね

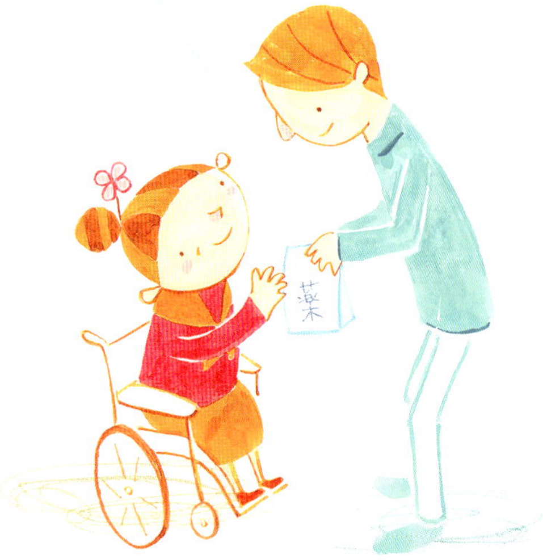
薬

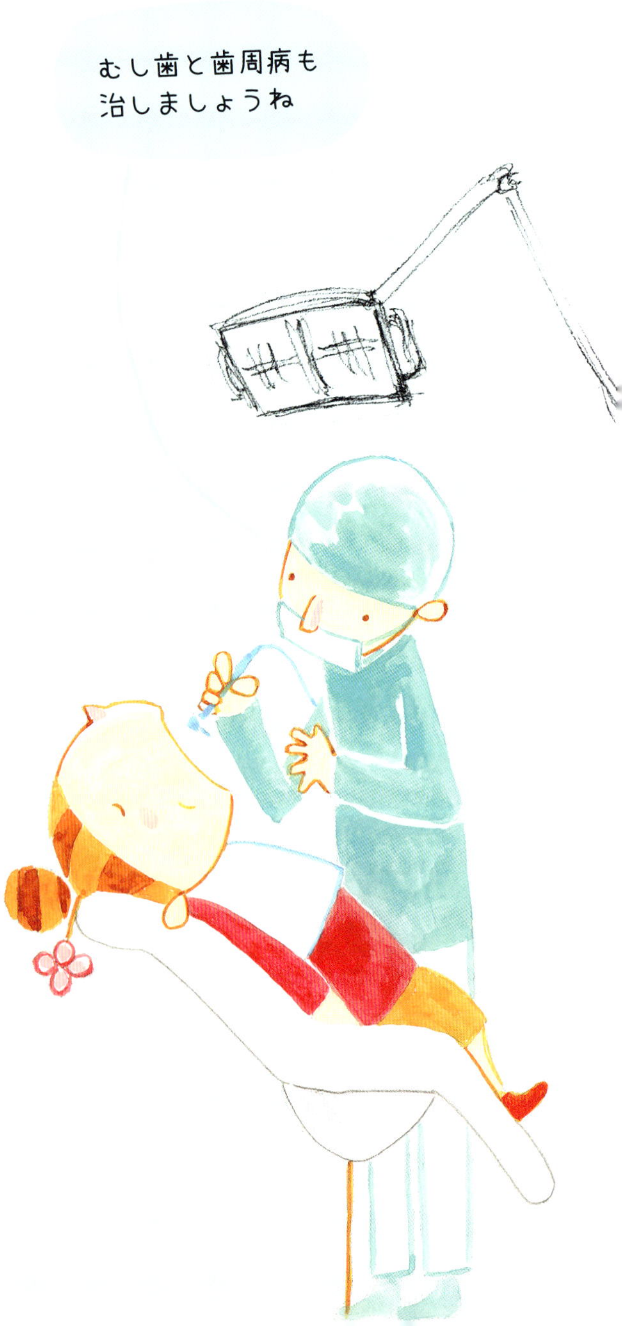
むし歯と歯周病も
治しましょうね

5か月たって…

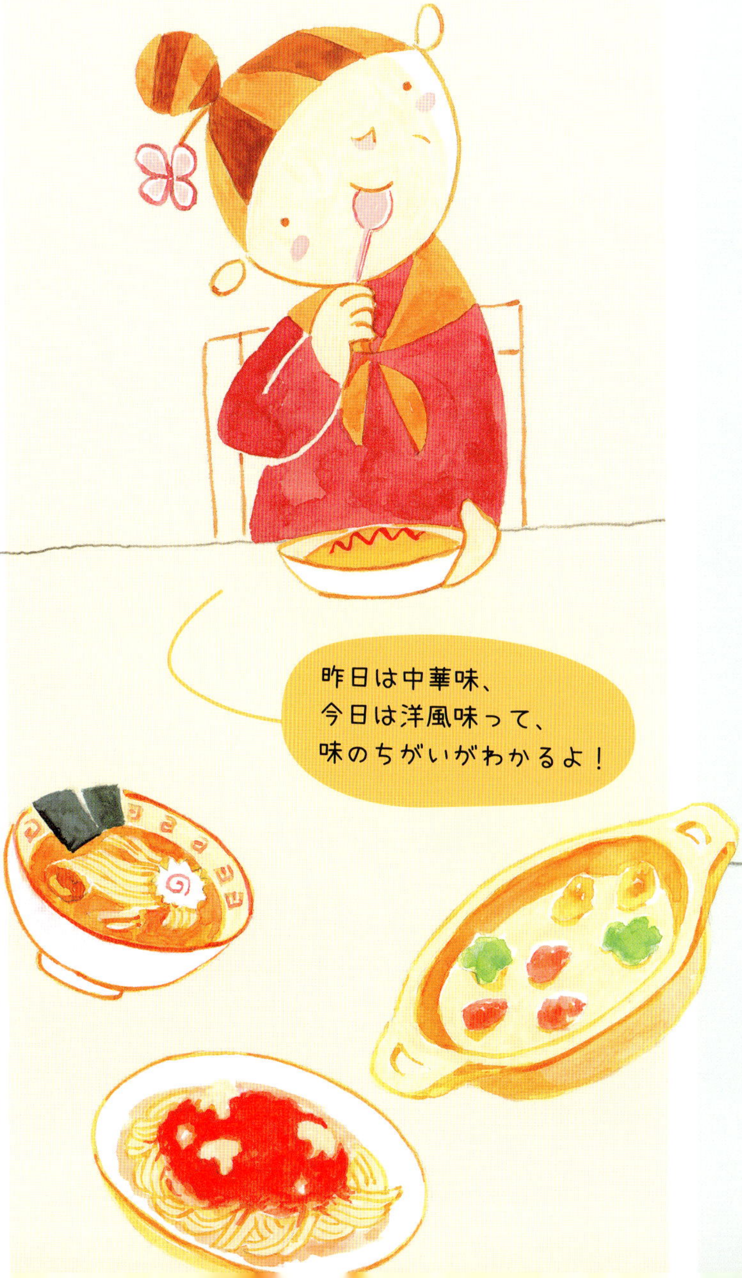
昨日は中華味、
今日は洋風味って、
味のちがいがわかるよ！

さらに入れ歯を
新しくして…

入れ歯をおばあちゃんに
あわせて直そう…

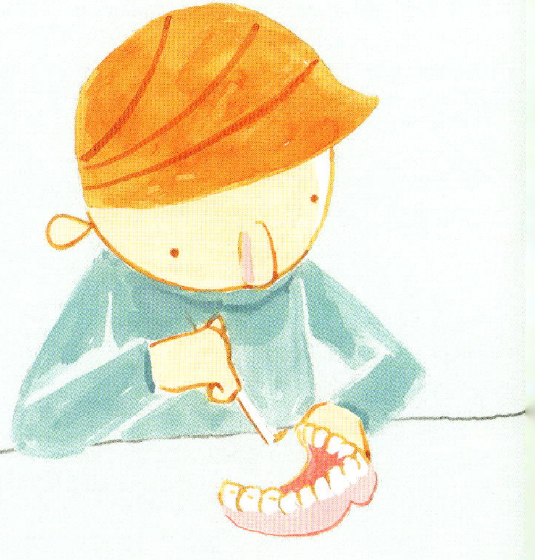

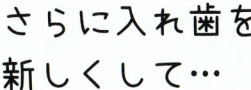

7か月がたって…

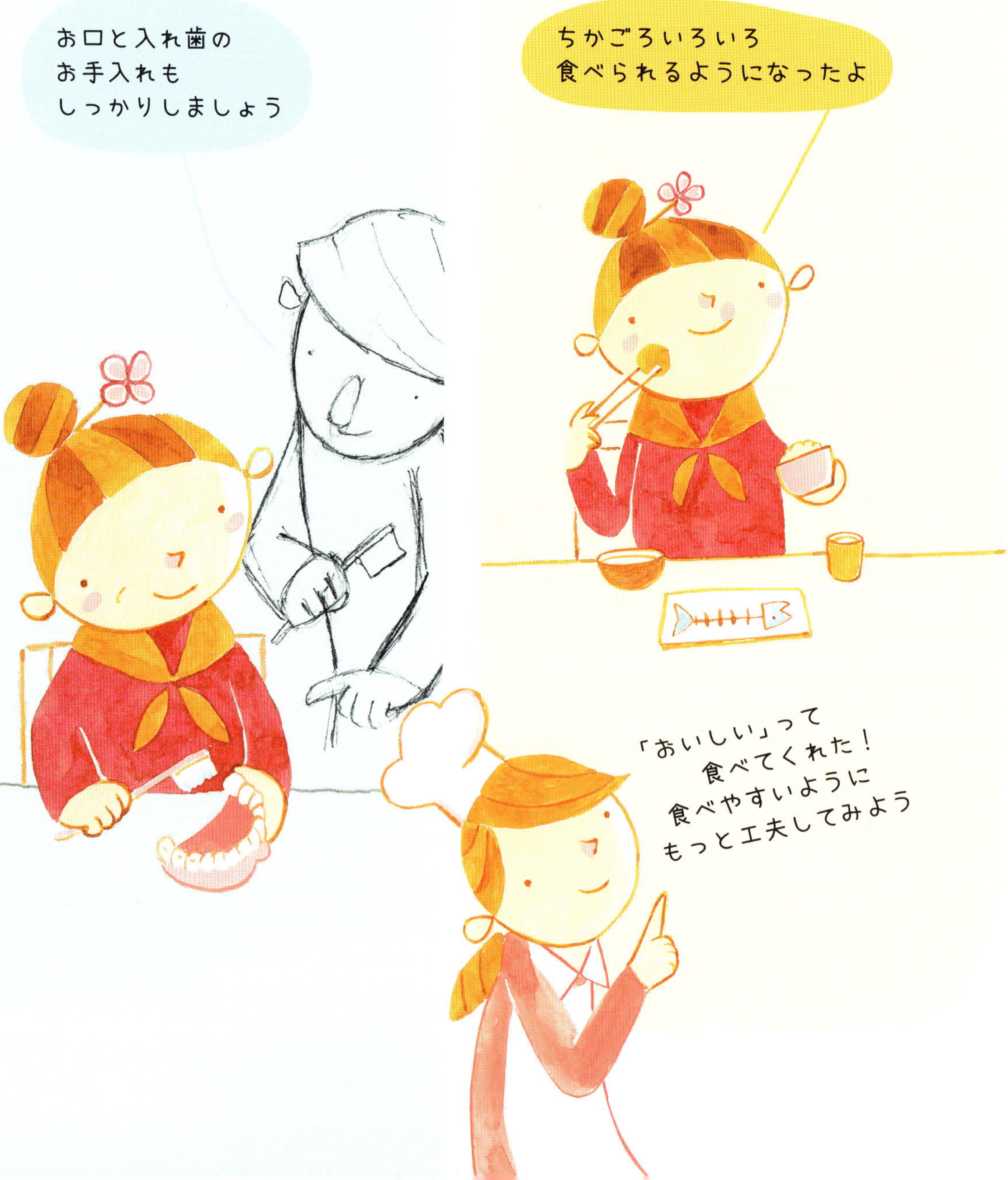
お口と入れ歯の
お手入れも
しっかりしましょう
ちかごろいろいろ
食べられるようになったよ
「おいしい」って
食べてくれた！
食べやすいように
もっと工夫してみよう

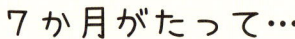

今では、おばあちゃんの味覚は
すっかり戻って、
「おいしい！」と食事ができるようになりました。

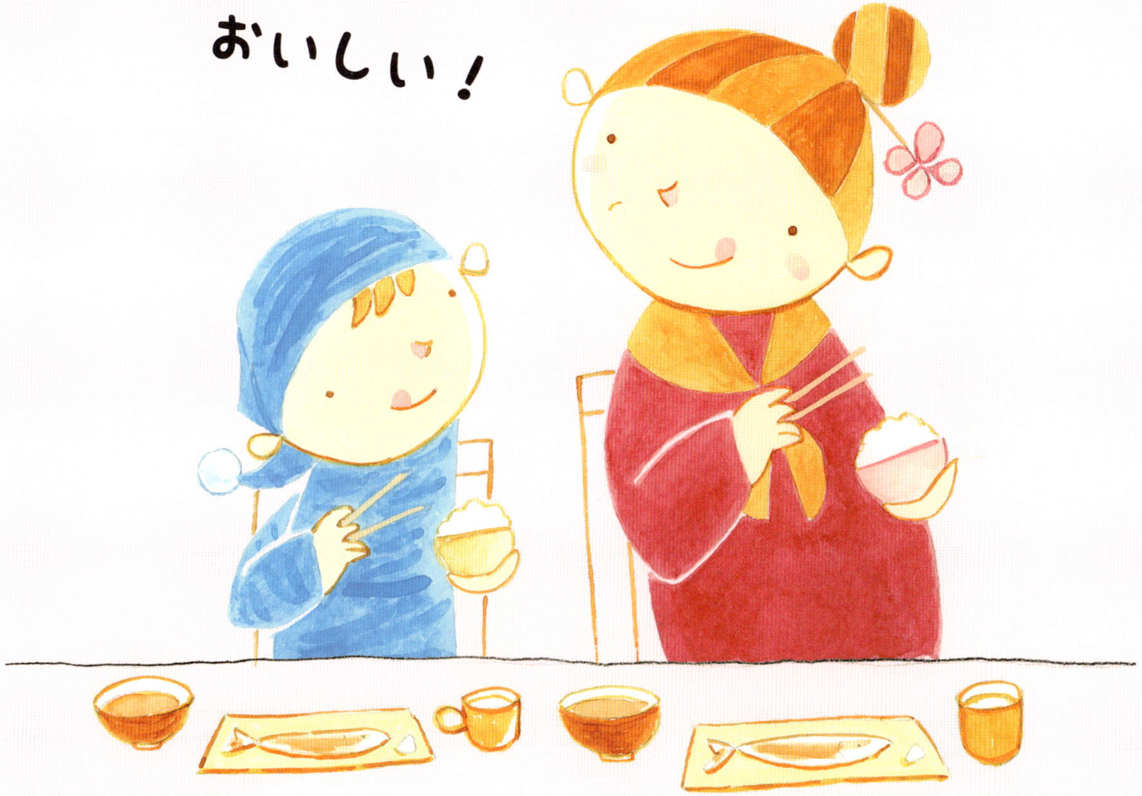

そして…おばあちゃんは
すっかり元気になりました。

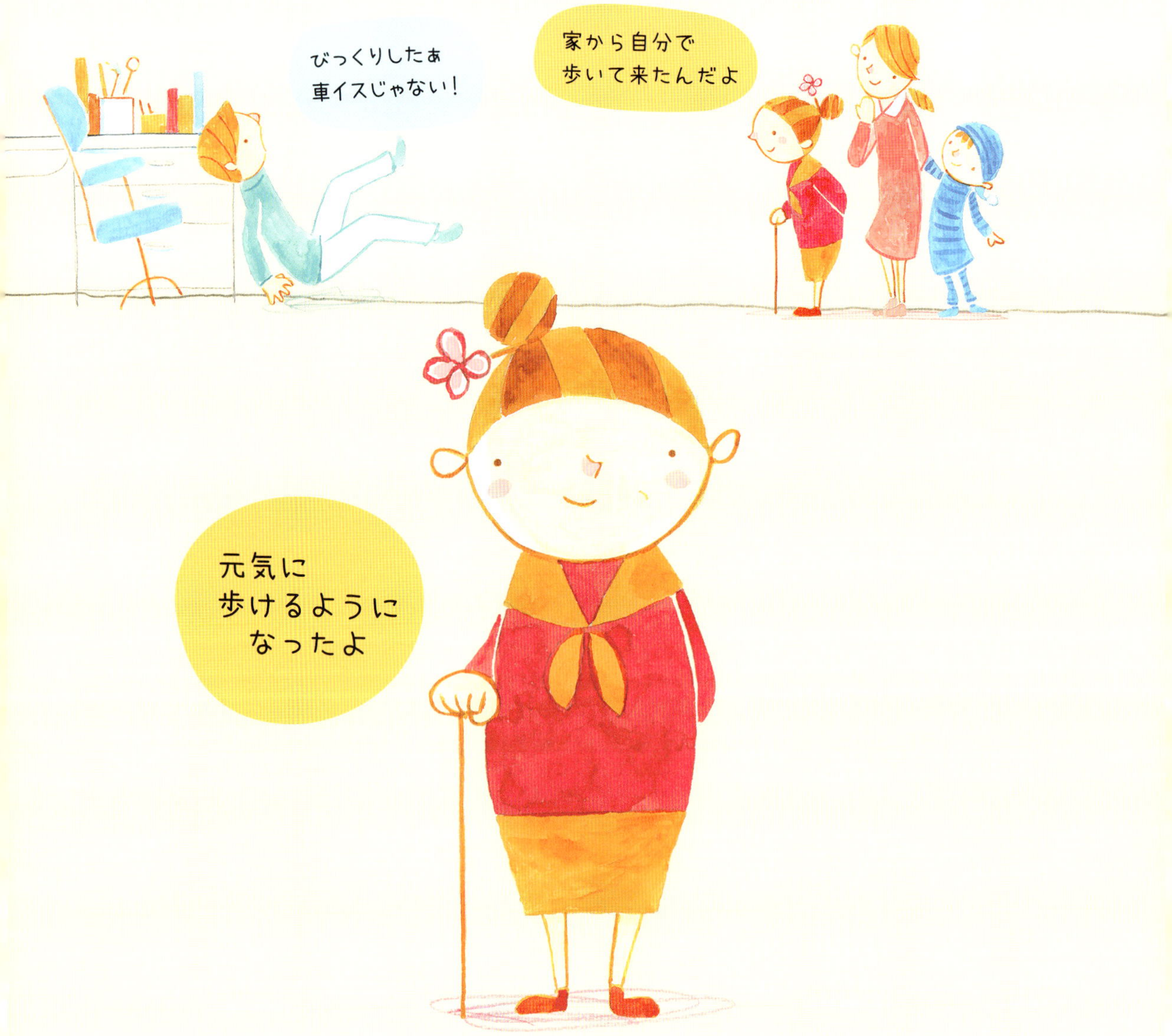

お役立ち情報

高齢者の味覚障害のことを もう少しくわしく

ここまでは「お口の病気」と「味覚障害」の関係について
お話ししてきましたが、ここからはさらに「高齢者の味覚治療」の
重要性について説明します。

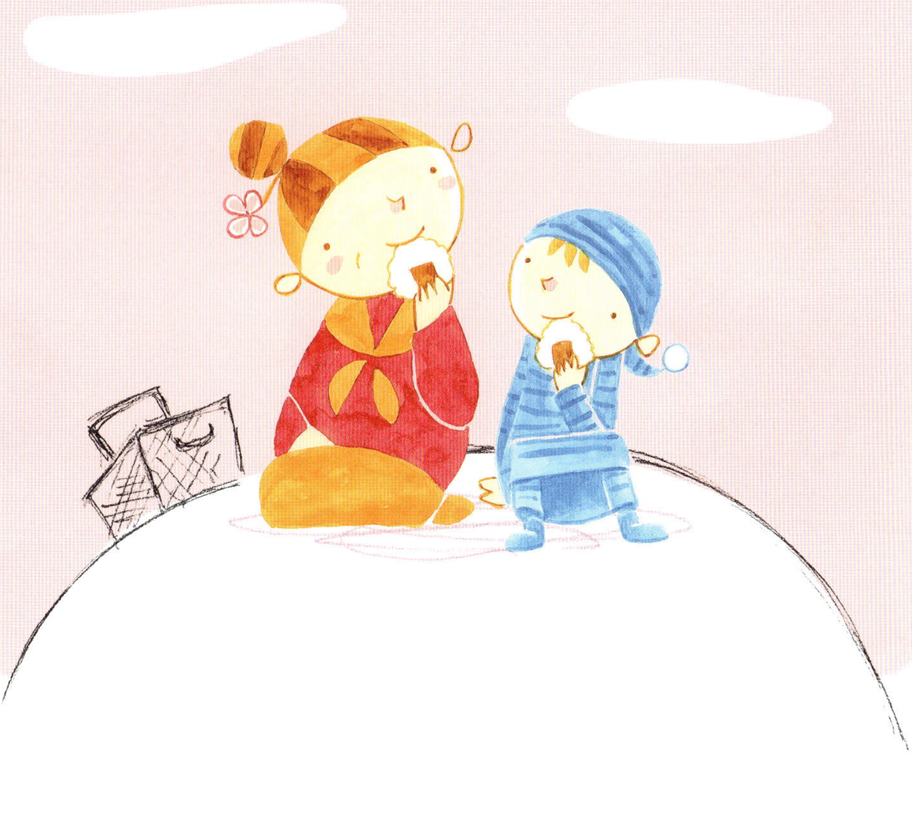

味覚障害が高齢者に多くみられる理由

味覚障害を年齢別にみると、ほかの年齢層に比べて、高齢者では圧倒的に多くみられます。

なぜ、味覚障害は高齢者に多いのでしょうか？

味覚障害患者年齢分布 20 年間の推移

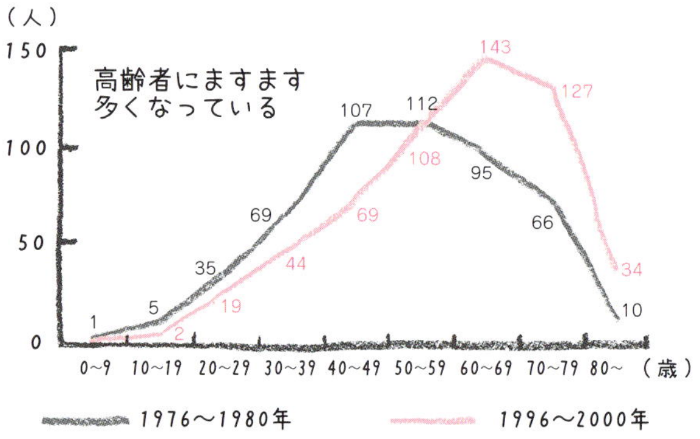

（冨田寛：JOHNS18：871-877、2002 より）

その理由

加齢現象の一つとして味を感じる能力の衰え	個人差が大きく、健康な高齢者では若年者と同等の鋭敏な味覚を維持する人も多くいます。
全身疾患をもっている人が多い	味覚を衰えさせる糖尿病、胃腸疾患、貧血、脳疾患などの全身疾患有病者が多くいます。
副作用のある薬の服用頻度が高い	副作用のある薬が味覚障害を引き起こします。
口腔乾燥が多い	味覚障害の原因の一つで、高齢者の２人に１人は口腔乾燥があるという報告があります。
「お口の病気」が多い	お口の病気が味覚障害を引き起こします。
低栄養がおきやすい	味覚センサーの維持には栄養が必要です。高齢者では低栄養がおきやすいので味覚障害を引き起こします。

これらの背景には「お口の病気」が関連しますので、
高齢者の味覚障害の治療には歯科治療がとても役立ちます。

高齢者の味覚治療が必要な理由

高齢者の味覚障害は、放っておいてはいけません、ほかの年齢層と異なり危険をはらんだ要注意のサインなのです。なぜなら高齢者の味覚障害は、単なる感覚障害ではなく、低栄養から体調不良になり、要介護へという、重大問題に発展する危険性が高いからです。世界中の多くの研究者がその危険性を指摘しています。

さらに、高齢者の低栄養は骨粗しょう症や骨折、褥瘡とも関連します。低栄養を予防・改善するためにも味覚障害を治療して食欲を取り戻し、健康長寿を実現させましょう。

味覚の維持は、高齢者の健康長寿の鍵！

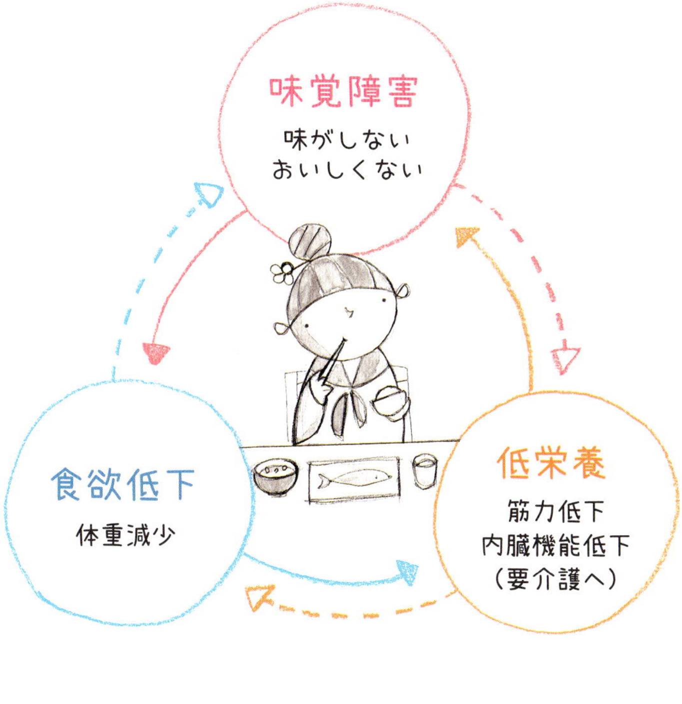

あなたは味覚障害？

高齢者では「体重が減った」など、味とは関係なさそうな訴えが、味覚障害と関連していることがあります。なるべく治りやすい初期の段階で味覚障害をみつけて、病院（医療機関）を受診しましょう。

味覚障害かどうかチェックしてみましょう！

味覚障害の自己チェック表

あてはまるものに○をつけてください。

- □ 最近、食欲がなく食べる量が減った。
（体重が１ヵ月で１kg減少は要注意）
- □ 食べ物の味が感じられない。
- □ 食べ物の味が変わった。
- □ 味はするが、食べ物のおいしさが感じられない。
- □ 食べ物が砂やロウのように感じられる。
- □ 口の中に食べ物がなくても、常に味がする。
- □ 口の中があれ、傷ついている。
- □ 口がかわき、食べ物がパサパサして食べにくい。
- □ 食べ物がうまく噛めない。
- □ 食べ物の匂いがしない。

上記にあてはまる場合は、病院を受診し、症状を伝えましょう。

味覚障害の予防法 - 口腔編 -

「お口の病気」が原因の味覚障害は、毎日の生活で予防することができます。そのポイントをまとめてみました。

お口の健康から、高齢者の全身健康を！

味覚障害の予防法－口腔編－

① 毎日、こまめに歯磨き（義歯の清掃）をしましょう。
（お口を清潔に保つことが、味覚の維持に役立ちます！）

② 舌の表面を清潔に保ちましょう。
（歯ブラシやガーゼで軽くこすってください。痛くない程度に！）

③ 毎日、できるだけ多くの種類の食材を食べましょう。
（栄養をとることが、味覚の維持には大切です。）

④ 和食を食べましょう。
（和食には味覚センサーの再生に必要な亜鉛などが多く含まれています。）

⑤ 食事は、ゆっくり時間をかけて楽しく食べましょう。
（急いで食べると頬や舌を噛みます。楽しく食べると栄養吸収がよくなり、味細胞の再生に役立ちます。）

⑥ 入れ歯があたる、口がかわく、あれる、うまく噛めないときは、我慢しないで歯医者さんを受診しましょう。
（早めの治療は、味覚障害を治りやすくします。）

定期的な歯科健診は、味覚障害の予防にも役立ちます。

味覚障害時の食事の工夫 ー食欲がないときー

高齢者の「味がわかりにくい」「おいしくない」は、食欲を低下させます。症状を悪化させないために、少しでも多く食べられるよう、患者様に合ったお料理を工夫してみましょう。

① 濃い味

味がわかりにくい場合は、
濃い味つけにしてみましょう。

食べる量が少なければ、
塩分のとり過ぎは
心配ありません。

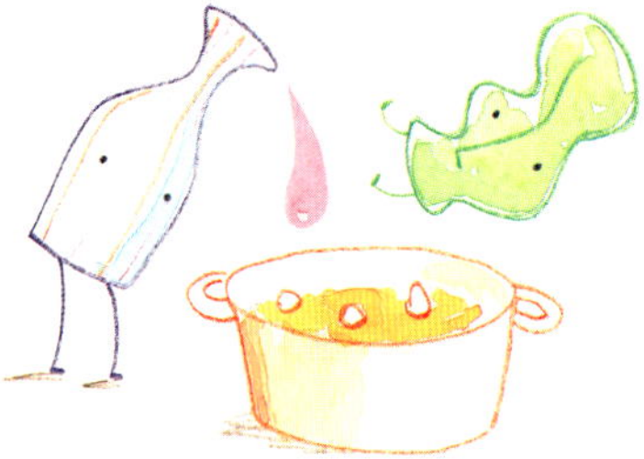

② うまみ

だし（鰹・昆布だしなど）を利用し、
味つけにうまみやコクをつけましょう。

③ 香り

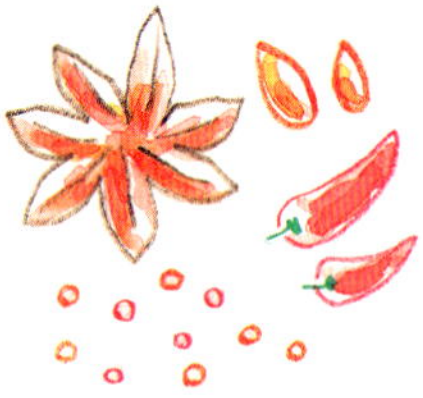

香辛料、山菜など香りを
利用して「匂い」を強め、
食事の味を引き出しましょう。

匂いを強くしても、
味がしない場合は、
嗅覚障害が疑われます。
→耳鼻科へ

④ 旬の食材

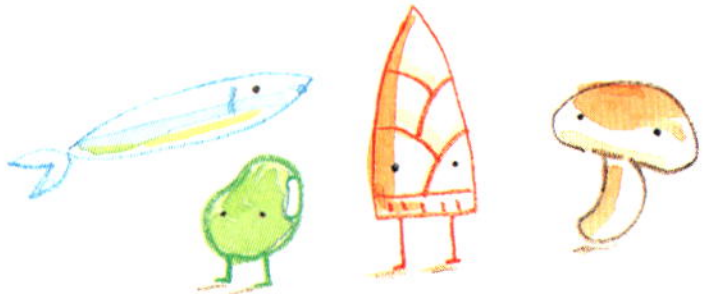

旬の食材を利用し、
風味を生かした味つけにし、
食欲をそそりましょう。

⑤ 口にやさしい味

口がしみる場合は、
刺激の少ない味つけにしましょう。

酸味や香辛料など
刺激のある食べ物は
避けましょう！

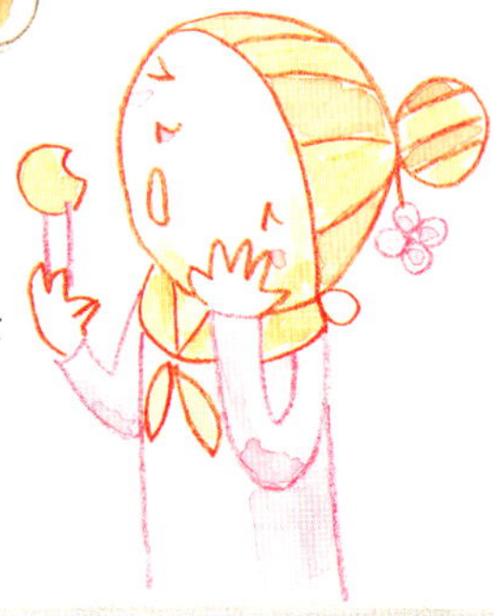

味覚センサーは毎日つくりかわっています。
健康な味覚センサーをつくるために
毎日の食事からの栄養が必要です。
味覚を治すために、いろいろな食材を食べて
栄養をとりましょう。

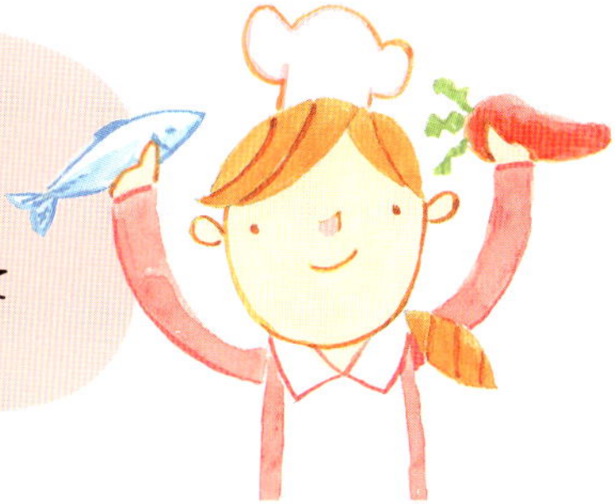

⑥ 食べたいときに

「食べたい」と思ったときに
タイミングを逃さず食べましょう。

⑦ 好きなもの

本人が好きな食べ物を
加えてみましょう。

「おいしかった味」の
イメージを呼び起こし、
食欲がわくことが
あります。

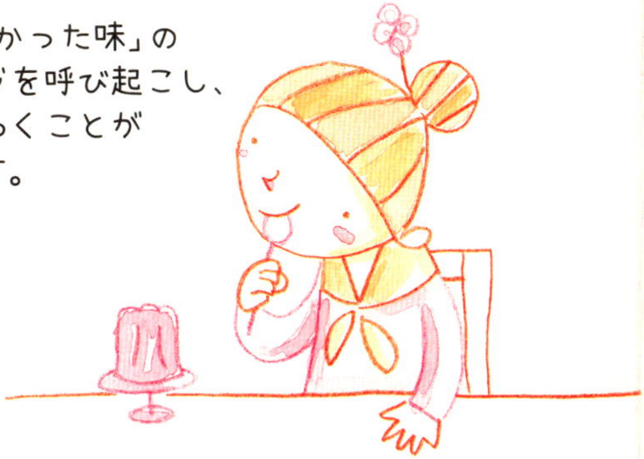

⑧ 間食

間食の回数を増やしましょう。

おやつ、飲み物（カロリーのあるもの）、
栄養補助食（ゼリー・飲料）などで
栄養の低下を防ぎましょう。

⑨ やわらかいもの

入れ歯があたる、
歯がグラグラする場合は、
やわらかい食べ物に
しましょう。

⑩ 一口サイズ

少量を小分けにして、
きれいに盛りつけ、
食べきった満足感を。

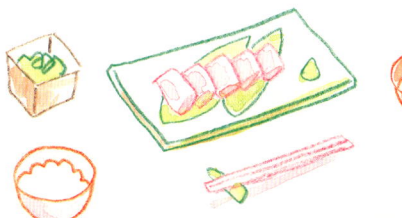

味覚障害時の食事の工夫 ―お口の病気のとき―

お口の病気が味覚障害の原因のときは、「しみて痛い」「入れ歯があたって痛い」などのために食べられなくなります。量は少なくても、できるだけ多くの種類の食材をとることが大切です。

口の痛み、口腔乾燥などのために食べられない場合の食品例

茶碗蒸し

豆腐

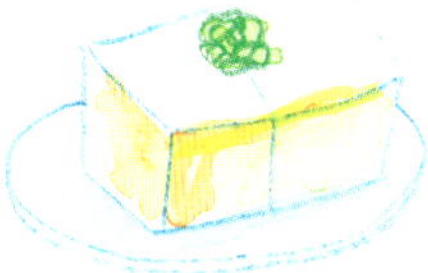

炒り卵

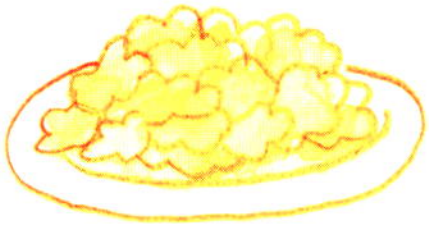

ゼリーやプリン

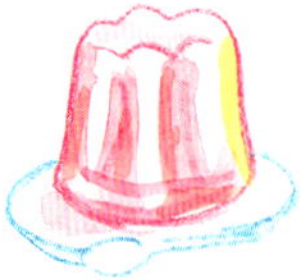

ほうれんそうのごまあえ

さしみ

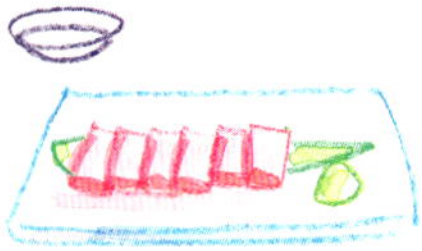

野菜スープ

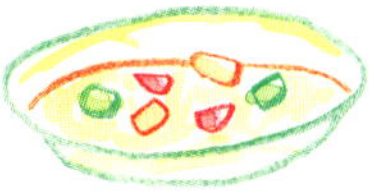

クリームシチュー

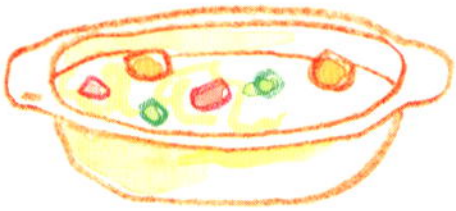

片栗粉でトロミをつける

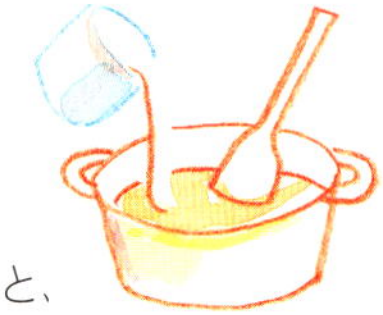

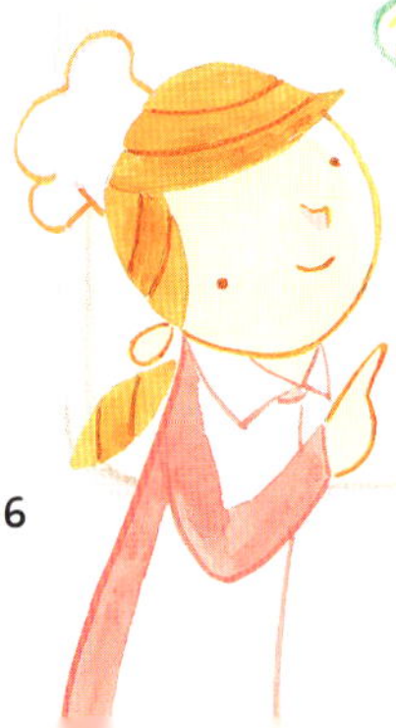

食べやすいように形状の工夫を！

＊トロミをつけると、のどごしがよくなり、食べやすくなります。

食べることが「味覚治療」の一つです。

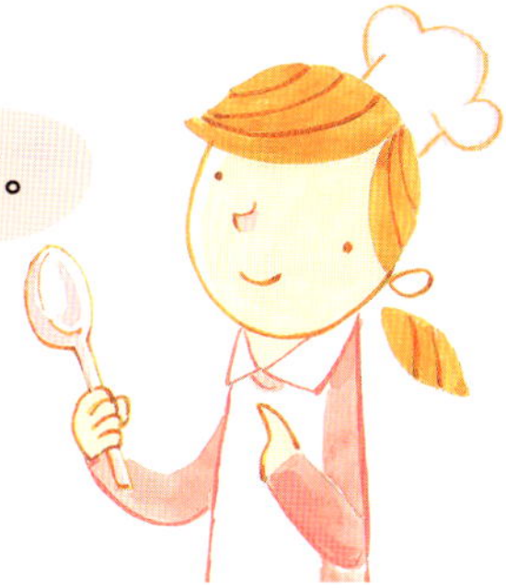

食べるのが難しいときは、良質なタンパク質、亜鉛、鉄などの微量元素を含んだ食材を選んでみてください。

おすすめの食事、食材をあげてみました。

多くの種類の栄養をとるための食材（すりつぶしても可）

１日のうち、この１０種類を必ず１回は食べましょう！

肉類

レバー、牛肉、鶏肉、豚肉など、多種類の肉類を

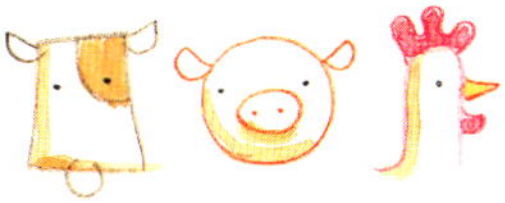

豆類

豆腐、納豆など

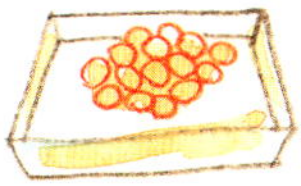

魚介類

いわし、カキなど

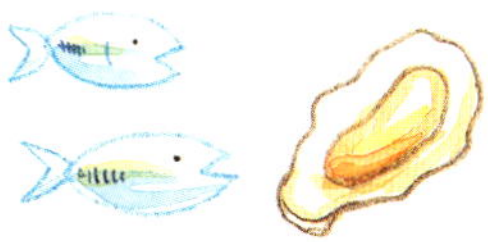

海藻類

わかめと豆腐の味噌汁、のりなど

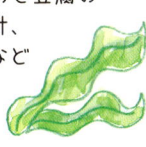

種実類

ごま、アーモンド、カシューナッツなど

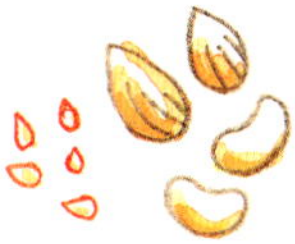

野菜

ブロッコリー、ほうれんそう、キャベツ、きのこ類など

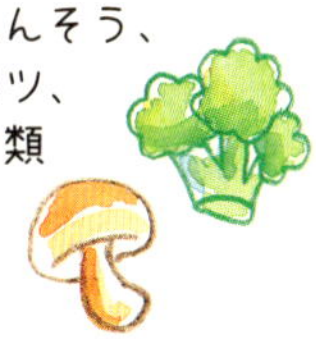

牛乳・乳製品

プロセスチーズ、脱脂粉乳など

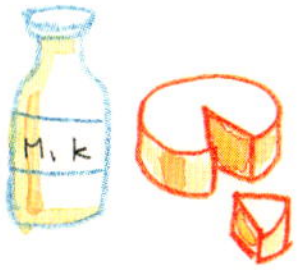

いも類

じゃがいも、かぼちゃなど

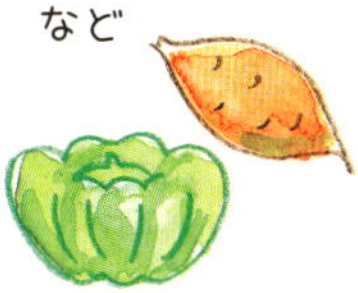

果物類

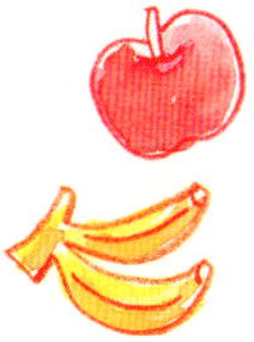

油脂類

バター、サラダ油、オリーブ油など

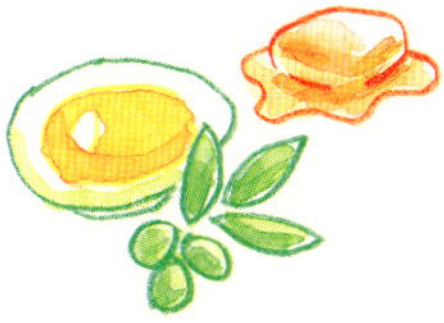

家族やまわりの人による支援

「味がしない」ということは、患者様にとって不安で切ないものです。特に高齢者にとって「おいしく食べる」ことは、何にも勝る大きな楽しみです。そのような患者様にとって、ご家族やまわりの人の支援はとても大切です。患者様の様子をそっと見守り、おいしく食べられたときには一緒に喜ぶなど、患者様を支えてあげてください。

また、お料理をなさっている味覚障害の患者様は、味つけができずに困っています。「今日の味つけは濃すぎる」などといわず、さりげなく味つけを手伝ったり、前ページを参考に食事の工夫のお手伝いをお願いいたします。

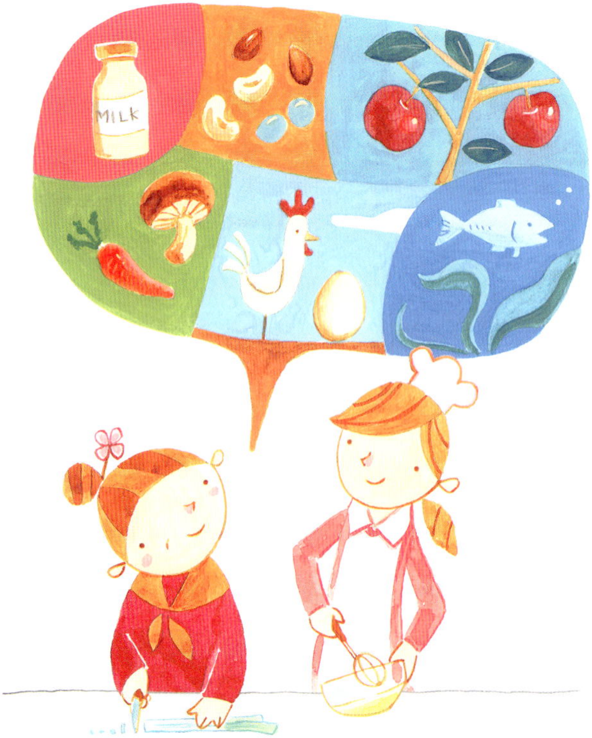

相談場所

高齢者の味覚障害は、栄養障害から要介護へ移行する危険があります。様子をみようと放っておいてはいけません。主治医の医科の先生や、かかりつけの歯科の先生に相談してください。

味覚障害について歯医者さんでできることと、できないことを示しました。どうぞご参考になさってください。

歯科が取り組める味覚障害

味蕾の外的障害	・口内炎（舌炎を含む） ・口腔カンジダ症 ・口腔粘膜疾患（口腔扁平苔癬など） ・義歯による褥創	歯科
味覚に関する口腔感覚障害	・咬み合わせの不具合 ・不適合義歯 ・歯周病　・う蝕	
味物質の味蕾への到達障害	・唾液減少 （口腔乾燥症、シェーグレン症候群、がん放射線療法）	歯科 医科
味蕾の内的障害（栄養障害）	・ビタミン欠乏　・亜鉛欠乏 ・鉄欠乏	
全身疾患	・糖尿病　・悪性貧血 ・肝臓疾患　・不安症など	医科
味覚伝導路障害	・中耳炎の波及　・味覚神経障害 ・耳性帯状疱疹　・脳腫瘍など	
嗅覚障害	・副鼻腔炎（蓄膿症）など	

患者様とご家族の皆様へ

この絵本の内容は、実際に私たちが味覚外来で経験したご高齢の患者様です。架空の内容ではありません。おおげさなようですが、高齢者の味覚障害は、全身健康状態を悪くしてしまうことが実際にあります。この絵本のように『おいしくない！』がすべての始まりです。味覚障害の治療を受けて、『おいしい！』が回復すると、食欲がでて栄養が改善し、体調や全身状態がよくなることが確かにあるのです。

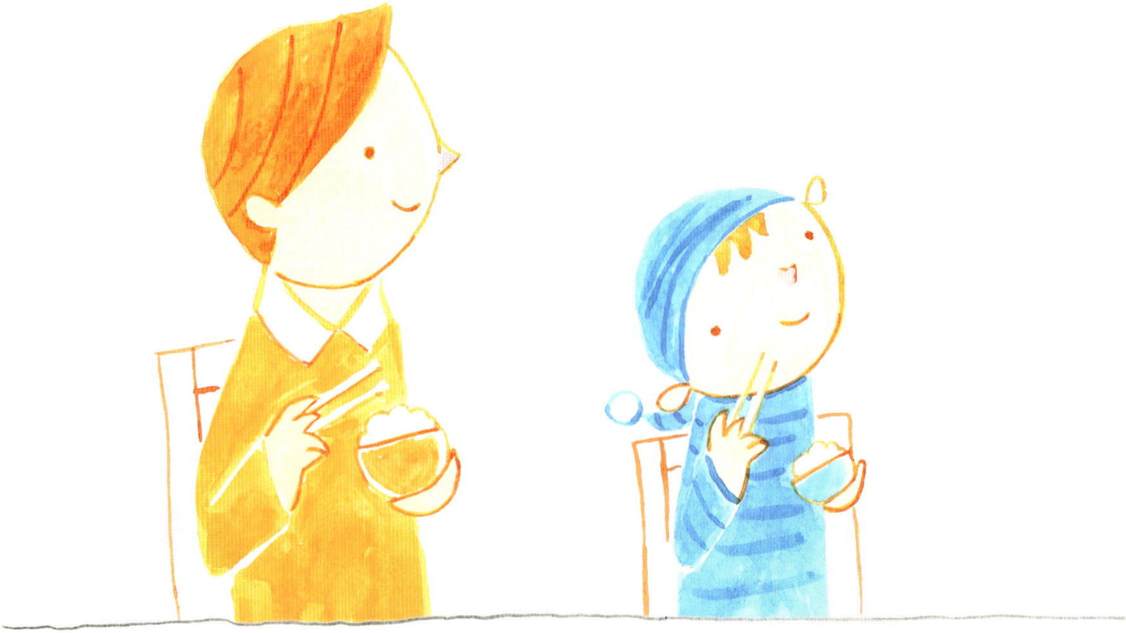

この絵本では、歯科治療が、なぜ『おいしい！』を取り戻すことに役立つのか、くわしく説明しています。もちろん、味覚障害のすべてが歯科治療だけで治るわけではありません。味覚はさまざまな感覚の総合感覚なので、においがわからない（嗅覚障害）、歯ざわりがしない（神経障害や脳の病気）などが原因の場合もあります。しかしながら、これまで行われていた味覚治療（全身疾患の治療、亜鉛補充療法、耳鼻科疾患の治療など）に、歯科治療を加えると、さらに効果があることは確かです。

高齢者には、さまざまな原因で『おいしくない！』がよく起こります。「年老いているから」とあきらめず、一度、歯科の先生にご相談なさることをお勧めします。

ご一緒に「おいしく食べて元気に長生き」をめざしましょう！

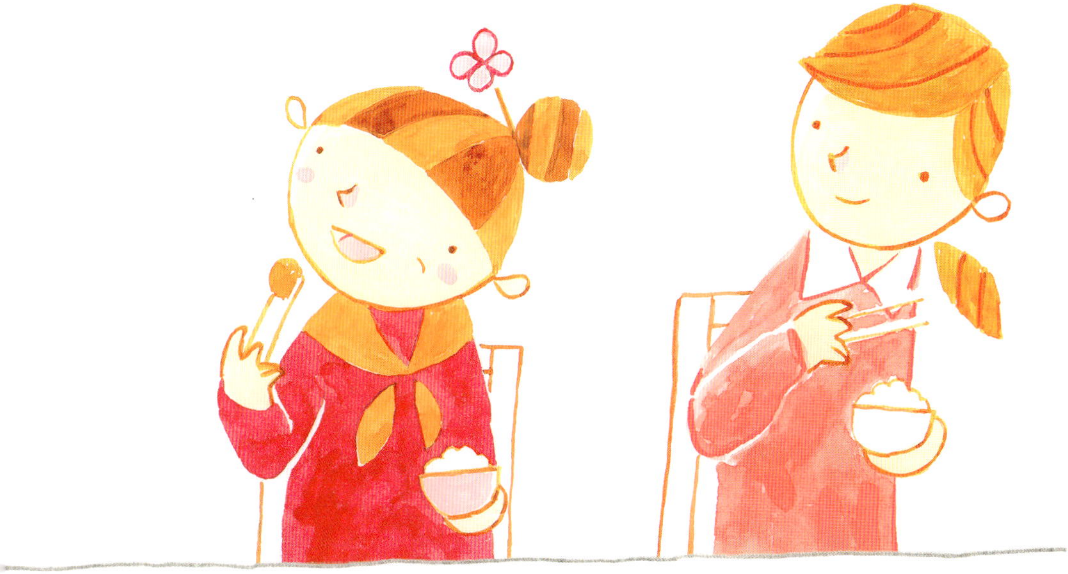

歯科の先生と医科の先生へ

　これまで味覚障害は、全身疾患などとの関連から、内科・耳鼻科・脳神経科など、いろいろな医科の先生が治療に携わってこられました。しかし、絵本で示したように、高齢者では味覚障害の原因が口の中に多いことがわかってきました。

　味覚障害の原因は多岐にわたり、しかも同一の患者様に複数の原因が存在するという特徴があります。これまでの味覚治療法（全身疾患の治療、亜鉛補充療法、耳鼻科疾患の治療など）に加えて、口腔疾患の治療を行うと味覚の改善に大変役立ちます。グラフは、一般の方（おもに高齢者）に、味覚障害になったときに受診する診療科についてアンケートをした結果です。「どこへ行ったらよいかわからない」と答える方が多かった一方で、具体的な診療科は歯科が多いという結果でした。昨今、かかりつけ歯科医院をもつ高齢者が増えており、歯科で味覚障害の相談を受ける機会がますます増えることが予想されます。

味覚障害になったら、どの診療科を受診しますか？

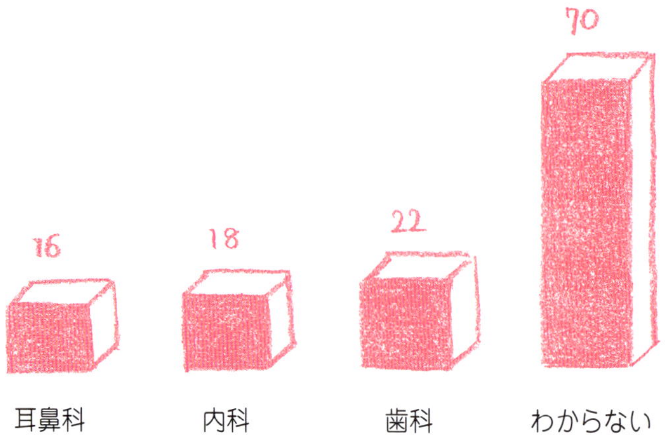
16
18
22
70
耳鼻科
内科
歯科
わからない

味覚障害を訴えて歯科を受診された患者様に対しては、内科・耳鼻科など医科受診をご紹介されるのと同時に、患者様の口腔内（口腔乾燥、口腔カンジダ、口内炎、義歯による褥瘡性潰瘍、口腔衛生状態など）をご精査いただき、積極的に治療していただくことが、患者様の味覚の改善につながります。

味覚障害は、高齢者の患者様にとって単なる感覚障害にとどまらず、食欲低下から体重減少、低栄養から要介護を招くリスク因子にもなります。口腔疾患の治療に加え、p.34～p.37 に示した栄養指導をぜひ行ってくださいますようお願いいたします。

近年、医科歯科連携の重要性がクローズアップされていますが、味覚障害の治療には、まさに、医科と歯科の連携が必要不可欠です。患者様の味覚の改善のために、そして味覚改善から栄養改善、高齢者の「健康長寿」が実現されますように、各領域の先生方のご協力をお願い申し上げます。

高齢者の味覚障害では、全身疾患と口腔疾患の両方が
原因であることが多くあります。

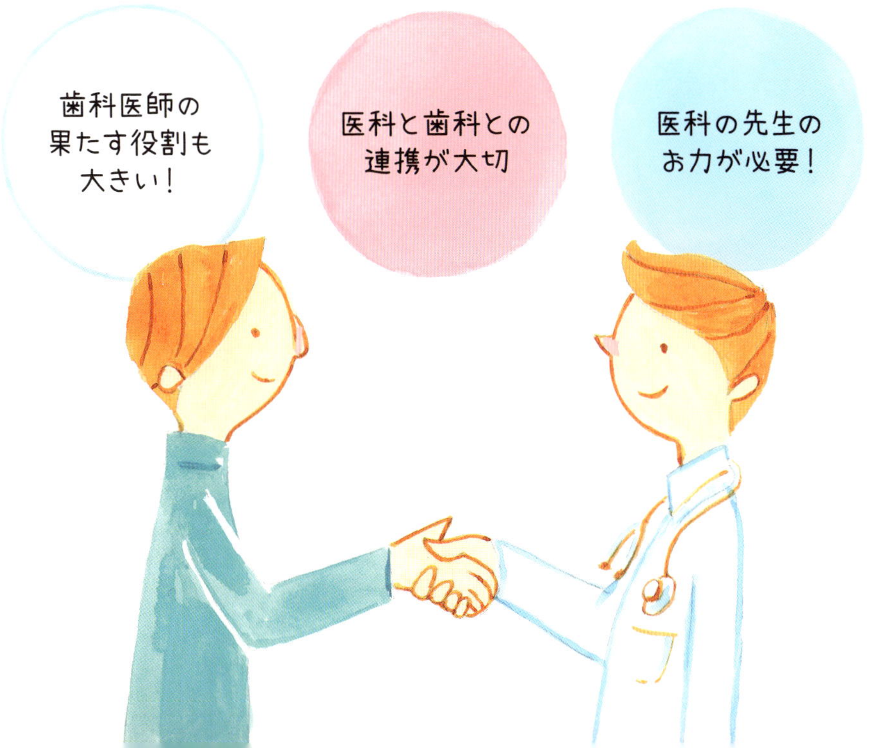
歯科医師の
果たす役割も
大きい！
医科と歯科との
連携が大切
医科の先生の
お力が必要！

味覚障害に関する著者の最近の論文

佐藤しづ子 著：高齢者の味覚障害に対する口腔内科学的診断および治療の重要性，日本味と匂学会誌　vol.20, p.97-109，2013

佐藤しづ子，笹野高嗣他 著：高齢者における味覚異常感が食品摂取，食欲および体調に及ぼす影響ー口腔疾患との関連ー，日本口腔診断学会雑誌　vol.26，p.280-288，2013

笹野高嗣，佐藤しづ子，庄司憲明 著：うま味感覚の重要性とうま味障害について，G.I. Research vol.21，p.126-131，2013

笹野高嗣 著：歯科からのアプローチー味覚障害と食育ー，アポロニア 21-07，p.58-63，2012

佐藤しづ子，笹野高嗣他 著：高齢者における"うま味"障害と食欲不振・体重減少について，日本口腔診断学会雑誌　vol.23，p.195-200，2010

佐藤しづ子，笹野高嗣 著：味覚と疾患　口腔疾患，Clinical Neuroscience　vol.28，p.1286-1288，2010

佐藤しづ子 著：味覚障害・高齢者における"うま味感受性"，日本味と匂学会誌 vol.17，p.117-126，2010

佐藤しづ子，笹野高嗣他 著：高齢者の味覚異常に関する疫学調査研究ー第２報　唾液分泌量低下が味覚異常に及ぼす影響ー，日本口腔診断学会雑誌　vol.18，p.14-18，2005

佐藤しづ子，笹野高嗣他 著：高齢者の味覚異常に関する疫学調査研究ー第１報　全身疾患および服薬が味覚異常に及ぼす影響ー日本口腔診断学会雑誌　vol.16，p.1-8，2003

Sasano T，Satoh S，et al.：Important role of umami taste sensitivity in oral and overall health.Curr Pharm Des，2013 Jul 26.

Satoh S，Sasano T，et al.：Assessment of umami taste sensitivity. J Nutr Food Sci，S10，dx.doi.org/10.4172/2188-9600.S10-003，2012

Sasano T，Satoh S，et al.：Incidence of taste disorder and umami taste disorder among the Japanese elderly and youth. J Nutr Food Sci，S10，dx.doi.org/10.4172/2188-9600.S10-002，2012

Sasano T，Satoh S，et al.：Application of umami taste stimulation to remedy hypogeusia based on reflex salivation. Biol Pharm Bull 33: 1791-1795，2010.

Satoh S，Sasano T，et al.：Hyposalivation strongly influences hypogeusia in the elderly. J Health Sci 55: 689-698，2009.

著者より

診療室で味覚障害の高齢患者様を治療させてもらっていると、教えられることがとてもたくさんあります。「高齢者にとって味覚ってこんなに大切なものだったのだ！」と驚きの毎日です。この本では、たくさんの患者様から教えて頂いたことをまとめました。高齢者の皆様のお役にたてれば、大変光栄で嬉しいです。

最後に、いつも私の仕事を応援し支えてくれている家族に心から感謝の意を表します。

佐藤 しづ子

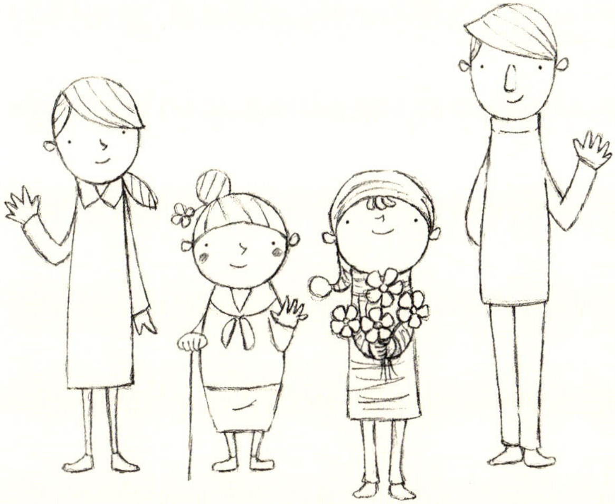

佐藤 しづ子（さとう しづこ）

東北大学助教。1986 年東北大学歯学部卒業。1990 年東北大学大学院歯学研究科修了。神経生理学を基盤に味覚治療やドライマウス治療を担当し、臨床、研究、教育の第一線で活躍している。歯学博士。

笹野 高嗣（ささの たかし）

東北大学教授。1979 年東北大学歯学部卒業。東北大学大学院歯学研究科長、歯学部附属病院長、日本口腔診断学会理事長などを歴任。口腔内科的診断と治療の第一人者。歯学博士。

高齢者の味覚障害に歯科医院を役立てよう！

2014 年 5 月 20 日　第 1 版第 1 刷発行

著　者　佐藤　しづ子
監　修　笹野　高嗣
発行者　木村　勝子
発行所　株式会社 学建書院

〒113-0033　東京都文京区本郷2-13-13　本郷七番館 1F
TEL（03）3816-3888
FAX（03）3814-6679
http//www.gakkenshoin.co.jp

印刷製本　シナノ印刷㈱

ISBN978-4-7624-0690-4